PROPHYLAXIE

DE LA

TUBERCULOSE

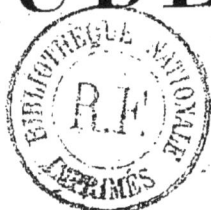

PAR

LE Dr P. JOUSSET

Médecin de l'Hôpital Saint-Jacques
Ancien interne Médaille d'or des Hôpitaux de Paris

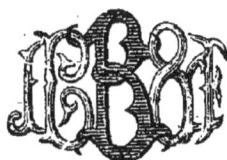

PARIS

J.-B. BAILLIÈRE et FILS, Éditeurs

19, RUE HAUTEFEUILLE, 19

1907

PROPHYLAXIE

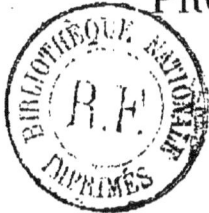

DE LA

TUBERCULOSE

JOUSSET (Pierre). — **Eléments de Médecine pratique**, contenant le traitement homœopathique des maladies. 2e édition, 1877, 2 vol. in-8 de 508 pages................ 15 fr.

— **Leçons de Clinique médicale**. 1877-1886, 2 vol. grand in-8.. 16 fr. 50

— **Nouvelles leçons de Clinique médicale**. 1906, 1 vol. grand in-8 de 606 pages........................ 8 fr.

— **Traité élémentaire de Matière médicale** expérimentale et de thérapeutique positive. 1884, 2 vol. in-8......... 18 fr.

— **Eléments de Pathologie et de Thérapeutique générales**. 2e édition, 1900, 1 vol. in-8 de 277 pages....... 5 fr.

— **Les Microbes pathogènes**. 1902. in-8, 108 pages.. 2 fr.

— **La Tuberculose**. Contagion, hérédité, traitement. 1899, 1 vol. in-18 de 216 pages....................... 3 fr.

— **Homœopathie et Thérapeutique positive**. 1892, grand in-8 de 62 pages............................... 2 fr.

— **Constitution de la Thérapeutique**. 1902-1903, in-8, 2 parties, 144 pages............................ 3 fr.

— **Essai d'une Doctrine spiritualiste en Médecine**. 1897, in-8 de 56 pages................................ 2 fr.

— **L'Homme-singe** et la doctrine évolutionniste. 1901, in-8 de 36 pages.................................. 1 fr. 50

— **Matérialisme et Homœopathie**. 1903, grand in-8 de 32 pages.................................... 1 fr. 50

— **Metchnikoff. La nature humaine et la philosophie optimiste**. 1904, grand in-8 de 15 pages.......... 0 fr. 75

— **Pathologie générale spiritualiste** (Conférence au Cercle du Luxembourg). 1903, grand in-8 de 32 pages..... 1 fr. 50

JOUSSET (P. et M.). — **Mémorial de thérapeutique homœopathique**. 1904, 1 vol. in-18 de 356 pages, cart. 3 fr. 50

Paris. — Typ. A. Davy, 52, rue Madame. — Téléphone.

PROPHYLAXIE

DE LA

TUBERCULOSE

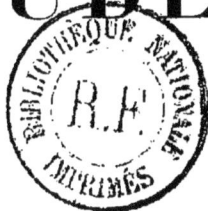

PAR

LE Dʳ P. JOUSSET

Médecin de l'Hôpital Saint-Jacques
Ancien interne Médaille d'or des Hôpitaux de Paris

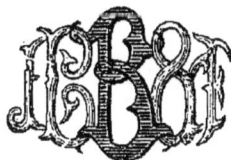

PARIS

J.-B. BAILLIÈRE ET FILS, Éditeurs

19, RUE HAUTEFEUILLE, 19

1907

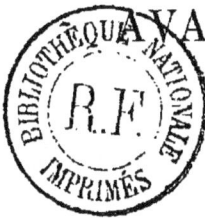

AVANT-PROPOS

Les grands cliniciens qui ont illustré le siècle
dernier : les Laënnec, les Andral, les Chomel,
les Trousseau étaient unanimes pour affirmer
la non-contagion de la phtisie ; et, au Congrès
de 1905, nous nous sommes trouvés juste deux
médecins pour protester contre une résolution
de cette assemblée déclarant *ex cathedra* que
la tuberculose était une maladie contagieuse.

Comment expliquer l'opposition radicale qui
sépare, sur la transmission de la tuberculose,
les médecins du siècle dernier des médecins
contemporains ?

On ne peut évidemment invoquer ici l'infé-
riorité comme cliniciens d'hommes de la valeur
de Laënnec et de Trousseau. Le champ de leur
observation était aussi vaste que ceux des médecins d'aujourd'hui ; pourquoi les premiers
nient-ils une contagion que les autres affirment ?

C'est qu'un grand fait s'était produit à la fin du siècle dernier. Le 5 décembre 1867, Villemin communiqua à l'Académie une série d'expériences, souvent confirmées depuis, démontrant la transmission de la tuberculose aux animaux *par inoculation.*Koch, quelques années plus tard, découvrait le bacille, instrument de cette transmission.

Dès ce moment les médecins, aussi bien que les gens du monde, hantés par cette possibilité de la transmission du bacille de la tuberculose de l'homme malade à l'homme sain, ont vu la contagion partout. A côté de la transmission par inoculation qui était incontestable, ils acceptèrent comme mode ordinaire de contagion la pénétration du bacille par inspiration et par ingestion comme procédé ordinaire de la contagion, plaçant ainsi sur le même plan l'inoculation toujours positive de Villemin et des procédés de transmission essentiellement aléatoires. Puis... sans écouter les protestations d'un certain nombre de cliniciens, sans tenir compte des travaux de laboratoire qui contredisaient plusieurs de leurs affirmations, ils jetèrent l'affolement dans la société, enseignant les dangers de la contagion dans le mariage, les ateliers, les écoles, l'armée ; la simple cohabitation avec un

phtisique exposait à contracter la tuberculose ;
les chemins de fer, les voitures publiques, les
promenades, les lieux de réunion, les livres, les
journaux, tout devint une occasion de contagion ; enfin l'alimentation par le lait et ses déri-
vés, par la chair des bovidés, était une source
féconde de tuberculose.

Et les médecins, poussés dans cette voie par
les maîtres les plus autorisés, n'eurent d'autre
souci que d'édicter les mesures les plus sévères
pour la destruction du bacille de Koch. La terreur de la tuberculose régna partout, et les pres-
criptions de l'Administration, sur les dangers
des crachats et la nécessité des désinfections,
vinrent encore ajouter à cette terreur en don-
nant l'estampille officielle à de simples opinions
scientifiques. Combien il eût été plus sage de se
rappeler les paroles que le Professeur Cornil
prononçait à l'Académie de Médecine (15 juin
1888), à propos de la contagion de la lèpre :
« Le parasitisme, dit-il, n'implique nullement
l'idée de contagion nécessaire, et ce serait une
erreur de croire que toute maladie parasitaire,
bactérienne, soit transmissible d'un individu à
ceux qui vivent en contact avec lui. »

Nous écrivons ce livre parce que la contagion

de la tuberculose, comprise comme elle est aujourd'hui, est une erreur scientifique, et que cette erreur a pour corollaire une prophylaxie restée impuissante. Nous nous proposons, après avoir déterminé les circonstances extrêmement peu nombreuses dans lesquelles s'opère la transmission de la tuberculose de l'homme malade à l'homme sain, et où par conséquent il y a véritablement contagion, de démontrer que la transmission de la tuberculose par des poussières bacillifères librement respirées est absolument impossible, que le lait et la chair des bovidés n'ont jamais transmis la tuberculose et que si la déglutition de produits tuberculeux cause fatalement chez les animaux de laboratoire et les bovidés la tuberculose pulmonaire, cette technique, à une exception près que nous signalerons, n'est point applicable à l'homme.

Toute prophylaxie reposant sur l'étiologie, cette première partie de notre travail nous conduira à coordonner, pour la défense de la société contre la tuberculose, non ces mesures illusoires qui visent la destruction du bacille, mais les moyens empruntés à l'hygiène publique et privée qui permettent à l'organisme de garder indéfiniment en lui, à l'état latent, le bacille de Koch que tous, ou presque tous, nous possédons.

Ce livre se divisera naturellement en deux parties et une conclusion.

Dans la première partie nous déterminerons les modes suivant lesquels le bacille de Koch se transmet de l'homme ou de l'animal malades à l'homme sain.

Dans la deuxième, nous étudierons la tuberculose héréditaire et familiale.

De cette étude ressortira comme conclusion une prophylaxie basée sur une étiologie positive.

PREMIÈRE PARTIE

DE LA TRANSMISSION DU BACILLE DE LA TUBERCULOSE D'UN ORGANISME MALADE A UN ORGANISME SAIN (CONTAGION).

La transmission du bacille de la tuberculose d'un organisme malade à un organisme sain présente, en dehors du mode d'inoculation, des différences, qui tiennent aux propriétés pathogènes diverses que présente le bacille de Koch.

Des faits de laboratoire, que nul ne conteste absolument, mais qui prêtent à des interprétations diverses, ont été la base d'une discussion véritablement byzantine pour savoir si on devait admettre ou non trois espèces de bacilles de Koch.

Nous plaçant au point de vue purement expérimental, nous enseignerons que la tuberculose humaine, extrêmement contagieuse pour l'homme, ne produit, dans l'espèce bovine que des accidents locaux, et que sa généralisation est exceptionnelle ; qu'elle ne se transmet jamais aux gallinacés.

Que la bacillose bovinè, très contagieuse pour les bovidés et pour la plupart des mammifères, ne se transmet pas à l'homme, dans le petit nombre des cas où cette inoculation a été pratiquée.

Que la tuberculose aviaire n'est point pathogène pour l'espèce humaine, qu'elle l'est beaucoup moins que la tuberculose bovine pour certains mammifères (Expériences de Calmette) (1).

Cette variété dans la propriété pathogène du bacille de Koch se retrouve constamment quand le bacille a été directement emprunté à son origine naturelle, à l'homme, aux bovidés ou aux gallinacés — ou encore, quand il a été cultivé, sur les milieux habituels de laboratoire : bouillon, sérum, gélatine, pomme de terre. Mais il faut reconnaître que ces propriétés différentes sont facilement modifiées par des artifices de culture, que ce sont bien, comme on le dit dans l'Ecole de Lyon, des propriétés d'adaptation et non des propriétés inhéfentes à des variétés de bacille. Ainsi, par des procédés que nous n'avons point à rappeler ici, on est arrivé à donner au bacille humain les propriétés du bacille aviaire,

---

(1) « Lorsque l'infection des mamelles de la mère (une chèvre) était réalisée avec du bacille *humain*, nous observions seulement de l'adénopathie mésentérique *sans extension ultérieure au poumon* ; il en était de même quand nous injections les mamelles de la mère avec du bacille *aviaire;* avec le bacille bovin l'infection générale était constante ». (Compte rendu, Congrès 1905, p. 421. T. I.)

et réciproquement. D'où l'on a conclu qu'il n'existait qu'une espèce de bacille de Koch, à propriétés pathogènes variables.

Nous avons appelé la discussion qui a été soulevée sur ce point une discussion byzantine, parce que, dans l'Ecole de Lyon surtout, on s'est préoccupé d'établir l'unité de l'espèce bacillaire, on a même rappelé, comme pour la syphilis, l'école uniciste et l'école dualiste. Nous trouvons, nous, qu'une seule chose est nécessaire, sur ce point particulier, et qu'elle a été formulée au Congrès par un médecin de bon sens, dont je regrette de n'avoir pas retenu le nom : « Ce qui nous importe, a-t-il dit, ce n'est pas de savoir si le bacille de Koch constitue une seule espèce, mais c'est de connaître les trois propriétés pathogènes différentes qu'il présente tant qu'il n'a pas été modifié par des procédés de culture. »

La conclusion pratique à tirer de ces faits est d'une importance capitale ; car, si la tuberculose bovine n'est pas pathogène pour l'homme, que devient l'histoire de la contagion par le lait. Et au point de vue de la sérumthérapie, l'importance de la variété des propriétés pathogènes du bacille de Koch n'est-elle pas la base sur laquelle s'appuie von Behring en vaccinant des veaux avec la tuberculose humaine.

Ces réserves faites, nous exposerons très succinctement l'histoire de la transmission du bacille de Koch chez les *animaux*.

CHAPITRE PREMIER

—

A. — **Transmission chez les animaux.**

Généralement, on emploie trois modes opé-
ratoires pour la transmission de la tuberculose
par inoculation ; inoculations sous-cutanée, dans
le péritoine ou dans les veines. Exceptionnellement, on a fait ces injections dans la chambre
antérieure de l'œil, dans le but d'étudier plus facilement l'évolution du tubercule.

1° Transmission par injection sous-cutanée.

L'inoculation dans le tissu cellulaire est le mode habituel pour la transmission de la tuberculose aux animaux. Ou bien on fait une bouton-
nière à la peau et on introduit une petite parcelle
d'organes ou de crachats tuberculeux, ou on injecte avec une seringue une quantité déterminée
de culture pure. Ce mode est de beaucoup pré-
férable parce qu'il n'introduit dans l'organisme

que le bacille de Koch, tandis que les autres procédés introduisent, en même temps que le bacille les microbes de la suppuration. Ces microbes déterminent au point d'inoculation des abcès souvent considérables et dans tout l'organisme des symptômes de septicémie, qui entraînent souvent une mort rapide ; dans tous les cas, ces symptômes troublent l'évolution normale de la tuberculose.

Chez les *cobayes*, l'inoculation réussit toujours. Au point inoculé apparaît bientôt un point d'induration qui s'ulcère et détermine un état caséeux, état caséeux et ulcération habituellement très limités.

Puis la tuberculisation se généralise en suivant les ganglions lymphatiques ; elle se localise surtout dans la rate et dans le foie ; ces organes augmentent de volume et présentent des granulations d'abord grises, puis jaunes. Un peu plus tard, le poumon est envahi et ce n'est qu'exceptionnellement qu'on trouve quelques tubercules dans la substance corticale du rein.

Les symptômes qui accompagnent ces lésions sont principalement l'amaigrissement progressif et l'élévation de température. Les animaux deviennent tristes, leurs poils se hérissent ; ils s'immobilisent, enfin ils meurent habituellement en hypothermie, de la sixième semaine au troisième mois, ayant conservé un grand appétit jusque dans les derniers jours.

2° *Transmission par injection intra-péritonéale.*

L'injection dans le péritoine de culture pure de tuberculose détermine l'apparition de nombreuses granulations sur cette séreuse ; puis l'envahissement des autres viscères, dans l'ordre précédemment décrit, mais tous les symptômes marchent beaucoup plus vite qu'après l'inoculation dans le tissu conjonctif.

3° *Transmission par injection intra-veineuse.*

Elle détermine une mort rapide, sans formation de tubercules apparents, mais le microscope permet de reconnaître une prolifération de bacilles de Koch dans tous les organes.

Ce mode de transmissibilité de la tuberculose a reçu le nom d'*Yersin* qui, le premier, l'a bien décrite.

Le lapin présente, quoiqu'à un moindre degré, une grande réceptivité pour la tuberculose par inoculation.

La prédisposition définie du lapin pour la tuberculose diffère de celle du cobaye par deux points importants : le premier, mis en relief par Arloing, a trait à la localisation de la tuberculose. Le lapin, inoculé à la cuisse, comme le cobaye, au lieu de présenter l'envahissement successif des ganglions lymphàtiques et une localisation définitive dans la rate et dans le foie, nous offre directement et sans intermédiaire la tuberculose du poumon (1).

La seconde différence, non moins importante que la première, est la résistance plus grande du lapin à la tuberculose. Si la quantité de culture injectée est petite, la maladie est bénigne et susceptible de guérison. Dans certains cas même, après une évolution locale au point d'inoculation, la maladie s'arrête et le lapin n'est pas atteint par la tuberculose. Quand la maladie évolue complètement, le lapin survit beaucoup plus longtemps que le cobaye.

Le *porc* contracte facilement la tuberculose ; il présente surtout des lésions dans les ganglions lymphatiques du cou, ce qui lui donne une ressemblance lointaine avec les écrouelleux.

Le *chien* est très résistant à l'inoculation. Jamais Strauss n'a pu déterminer une tuberculose généralisée chez cet animal par l'inoculation

---

(1) Les expériences faites au laboratoire de l'Hôpital Saint-Jacques, en 1905, confirment l'opinion d'Arloing. En effet, chez les cobayes rendus tuberculeux par ingestion de cultures pures, la tuberculose s'est développée d'abord dans les ganglions lymphatiques et la rate, et n'a atteint que plus tard le tissu pulmonaire, tandis que les lapins soumis au même régime ont présenté une tuberculose primitive du poumon et de ses ganglions. (*Art Médical*, mars 1906.)

dans le tissu conjonctif ou par l'ingestion dans l'estomac. Le bacille de Koch traverse sans être détruit le canal intestinal du chien et se retrouve dans les excréments. Nous reverrons dans un autre paragraphe que le chien est, au contraire, très vulnérable à la tuberculose lorsqu'on lui fait respirer des poussières contenant le bacille de Koch, quand ces poussières sont mélangées à l'eau et répandues dans l'atmosphère à l'aide de pulvérisations.

Le *chien* est donc malade suivant son espèce. Il ne prend la tuberculose ni par inoculation, ni par ingestion, mais il la prend par la respiration.

Tous les animaux confirment cette loi d'étiologie. Ainsi la souris grise et le rat reçoivent facilement la tuberculose, tandis que la variété blanche de ces animaux présentent une immunité presque complète.

Les *poules* sont, d'après Straus, complètement rebelles à la tuberculose humaine et à celle des mammifères. Ce grand expérimentateur a multiplié les faits et les a variés de toutes manières sans pouvoir réussir à transmettre la tuberculose humaine à la poule. Je dois dire qu'il existe quelques faits dissidents, mais ils pourraient s'expliquer, jusqu'à preuve du contraire, par la tuberculose aviaire spontanée, si fréquente chez les gallinacés.

En résumé, de l'histoire de l'inoculation de la tuberculose aux animaux découlent deux conclusions : la première est celle de la transmissibilité, du bacille de Koch aux animaux, la seconde est la confirmation de la loi d'étiologie générale : Chaque animal pâtit suivant son espèce et dans chaque espèce, chaque individu pâtit suivant sa nature.

B. — Transmission par inoculation chez l'homme.

Les faits d'inoculation de la tuberculose à l'homme se divisent en trois catégories : inoculation intentionnelle, inoculation par piqûre et blessure anatomique, inoculation par la circoncision rituelle.

1° *Inoculation intentionnelle.* — Il n'existe, à ma connaissance, que deux cas dans lesquels on a intentionnellement inoculé le bacille de Koch d'un homme tuberculeux à un homme sain ou à un malade non tuberculeux. Dans un de ces cas, un jeune homme désespéré de voir sa maîtresse succomber à la phtisie tuberculeuse, s'inocula un de ses crachats. Il succombait à la tuberculose après quelques mois.

Le second fait est imputable à des médecins grecs. Les Drs Demet, Paraskova et Zablouis ont, en 1871, inoculé la tuberculose à un malade âgé de 55 ans. L'inoculation fut pratiquée avec des crachats de phtisiques à la partie supérieure de la jambe droite. Ce malade succomba à la maladie dont il était atteint, gangrène du pied gauche, 38 jours après l'inoculation ; à l'autopsie, il présentait 17 petites granulations tuberculeuses au sommet du poumon droit, 2 au sommet du poumon gauche, enfin 2 autres à la surface convexe du foie (*Dict. de méd. et de chir. prat.*, p. 621.)

Ainsi, grâce à la passion extravagante d'un jeune homme et au manque total de sens moral de trois médecins, se trouvent vérifiées les expériences de Villemin sur les animaux : la transmission de la tuberculose de l'homme à l'homme par inoculation.

2° Inoculation par piqûre ou blessure anatomique.— Il ne nous a pas été possible de réunir tous les faits. Nous allons rapporter ceux qui nous ont paru présenter un degré d'authenticité suffisant et un caractère scientifique qui permette d'en tirer une conclusion.

Première série : Faits de blessure avec inoculation tuberculeuse sans généralisation.

Premier fait. — Le Dr Torkomian se fit une piqûre anatomique le 16 mars 1882, en faisant l'autopsie d'un homme mort de tuberculose généralisée. Il en résulta un abcès à marche aiguë avec engorgement des ganglions épitrochléens et axillaires, et la persistance d'un bourgeon charnu après la guérison de l'abcès. Ce bourgeon charnu disparut lui-même sous l'influence de cautérisations au nitrate d'argent et, six ans après, le Dr Torkomian ne présentait aucun signe de tuberculose.

Deuxième et troisième faits. — Ces faits concernent deux grands chirurgiens français, Maisonneuve et Verneuil. Ils se blessèrent tous les deux en pratiquant une opération sur le cadavre. Tous deux virent se développer, à l'endroit de la piqûre, un tubercule anatomique qui dura plus d'un an. Trente-huit ans après, ni l'un ni l'autre n'étaient devenus tuberculeux.

Quatrième fait. — Le Dr Verchère rapporte le cas d'une femme ayant été mordue par son mari phtisique ; cette femme présenta un tubercule anatomique caractéristique sans aucune généralisation. Conclusion un peu prématurée, car cette femme fut perdue de vue très promptement.

Cinquième fait. — Le professeur Chauveau, Tubercule anatomique à la suite d'une autopsie de malade mort de granulie. Ce tubercule dura trois mois ; dix-neuf ans après, le professeur Chauveau ne présentait aucun symptôme de tuberculose.

Sixième fait. — Le professeur Jeannel, de Toulouse, cite le fait d'une fille publique mordue par une de ses compagnes tuberculeuses. Cette morsure détermina un abcès froid sans généralisation.

Septième et huitième faits. — Le Dr Tscherning rapporte l'histoire d'un jeune vétérinaire qui s'était fait une blessure au doigt en faisant l'autopsie d'une vache tuberculeuse. Il en résulta un abcès à marche très chronique. Le pus contenait le bacille de Koch. Cette plaie s'est guérie et il n'y eut aucun symptôme de généralisation.

Le second fait rapporté par ce médecin danois est celui d'une femme qui se coupa avec le crachoir en verre de son maître atteint de phtisie. Il résulta de cette blessure des accidents qui nécessitèrent l'amputation du doigt et l'extirpation de ganglions du coude et de l'aisselle. Sept années après, il n'y avait aucun symptôme de généralisation tuberculeuse.

Neuvième fait. — Le Dr Barthélémy a guéri une religieuse de Saint-Louis d'un tubercule anatomique survenu à la suite d'une piqûre faite en pansant un malade atteint d'abcès froid. Le tubercule anatomique dura trois ans et il n'y eut aucune généralisation.

Dixième et onzième faits. — Le même Barthélemy rapporte deux autres cas identiques mais il ne donne aucun détail. Puis il ajoute : « Je peux dire que je n'ai observé aucun cas de tuberculose généralisée ou viscérale consécutive au tubercule anatomique soit abandonné à lui-même, soit traité par la méthode sanglante. » (Congrès de 1888, page 278).

Douzième fait. — Le Dr Tuffier a observé un jeune marin âgé de dix-sept ans, atteint d'une plaie contuse du cou-de-pied. Pendant la traversée on lui donna pour compagnon de lit un matelot atteint de tubercules, de pleurésie purulente avec fistule cutanée. Ce voisinage eut pour résultat l'inoculation de la tuberculose à la plaie du pied avec propagation de la tuberculose à l'astragale. Ce malade guérit par l'extraction de l'astragale et n'a pas présenté de symptômes généraux.

Deuxième série : Faits de piqûres anatomiques suivies de généralisation de la tuberculose.

1° *Fait de Laënnec.* — Ce cas a été souvent rapporté. Laënnec mourut phtisique à 45 ans, plus de vingt ans après s'être fait une piqûre suivie d'un tubercule anatomique. Mais il ne faut pas oublier qu'à l'âge de six ans Laënnec perdit sa mère, morte poitrinaire.

2° *Fait de Jeannel.* — Une femme soignait son fils atteint de phtisie ; elle contracta un tubercule anatomique qu'elle ne soigna pas et elle mourut elle-même de tuberculose. L'influence de l'hérédité en retour ne saurait être niée dans ce cas.

3° *Fait de Verneuil.* — Verneuil a communiqué à l'Académie de médecine, en janvier 1884, l'histoire d'un jeune étudiant en médecine qui fut atteint d'une tuberculose généralisée à la suite d'une piqûre anatomique.

Voici l'histoire de ce jeune homme.

La piqûre eut lieu en 1877. Il se développa d'abord une petite papule qui prit bientôt l'aspect d'un tubercule anatomique et s'accrut pendant trois ans et prit l'aspect d'un ulcère scrofuleux. Verneuil pratiqua l'amputation du doigt. La plaie d'amputation guérit lentement. Reçu docteur et fixé en province, le malade vit, au bout de trois ans, apparaître un abcès froid dans les lombes, la suppuration de la cicatrice du doigt amputé et l'élimination de la phalange conservée qui avait l'apparence d'un séquestre tuberculeux.

4° *Fait de Verchère*. — Un étudiant en médecine, fils de père tuberculeux, contracta un tubercule anatomique à la suite duquel il devint phtisique (Verchère. Thèse de Paris, 1884).

A première vue, on serait porté à conclure de ces faits que l'homme est beaucoup plus résistant que le cobaye à l'inoculation tuberculeuse. Mais le professeur Chauveau a observé avec juste raison que dans le plus grand nombre de ces piqûres anatomiques, la quantité des bacilles introduits par inoculation devait être très petite, ce qui expliquait l'innocuité de la plupart de ces blessures et la généralisation de la tuberculose seulement chez les prédisposés. Gebhart estime qu'il faut

environ 820 bacilles pour provoquer la tuberculose par inoculation (Straus, p. 781).

3° *Inoculation par la circoncision rituelle.* —
Ce sont surtout les cas de *circoncision rituelle*
qui offrent le plus grand nombre d'exemples de
transmission de tuberculose buccale. On sait que
certains rabbins ont l'habitude de pratiquer la
succion de la plaie du prépuce pour arrêter l'hé-
morrhagie et personne n'ignore que c'est là un
mode fréquent d'inoculation de la syphilis. Il en
est de même pour la tuberculose. La tuberculose
de la bouche n'est pas absolument rare, soit sous
forme de granulations grises, soit sous forme de
kystes isolés, soit surtout à l'état d'ulcérations
qui succèdent à ces deux formes. Nous devons remarquer encore que la présence d'ulcérations tuberculeuses dans la bouche n'est pas absolument
nécessaire pour ce genre de contagion et que les
phtisiques avancés qui expectorent beaucoup ont
souvent des bacilles de Koch dans la salive.

Straus a résumé les faits qui existent dans la
science sur ce point. Voici, d'après Dubreuilh et
Auché, la succession des phénomènes. La plaie
opératoire ne se cicatrise pas ou ne se cicatrise
que très incomplètement, puis, au bout de quelques semaines, il s'y forme des nodules qui s'ulcèrent ; l'ulcération suppure modérément et s'ac-
croît par fonte des bords ou par de nouveaux nodules ; puis les ganglions de l'aine se tuméfient et

s'ulcèrent ; de nouveaux abcès froids se montrent sur le tronc, les membres et la tête et l'enfant meurt dans le marasme au bout de quelques mois. D'autres fois la mort survient par phtisie ou méningite tuberculeuse. Dans ces cas, la tuberculose a une marche rapide. Cependant la mort n'est pas fatale et quelques sujets guérissent radicalement.

En résumé, la transmission du bacille tuberculeux par inoculation est soumise aux mêmes lois chez les hommes que chez les animaux ; et chez l'homme lui-même, quand le nombre et la virulence des bacilles sont suffisants, l'inoculation produit tous ses effets et la tuberculose se généralise. Dans les circonstances opposées, tout se borne à une lésion locale. La prédisposition est toujours nécessaire ; elle gouverne la marche de l'inoculation ; ainsi, on peut observer des cas de guérison complète, même après l'infection considérable causée par la circoncision rituelle.

Conclusion : *l'inoculation est un mode puissant de transmission de la tuberculose dans l'espèce humaine ; seulement, il s'applique à un nombre extrêmement minime d'individus.*

CHAPITRE II

TRANSMISSION DE LA TUBERCULOSE
PAR LA RESPIRATION

C'est sur la croyance à la transmission de la tuberculose par la respiration, qu'a été édifié et que s'appuie encore aujourd'hui tout l'édifice de la doctrine contagionniste.

Nous allons voir que cette explication avait été combattue victorieusement dans les laboratoires et que la clinique l'abandonnait de plus en plus, quand leCongrès de la tuberculose de 1905, obéissant au mouvement acquis, qui pousse les foules dans un sens déterminé, s'est hâté de proclamer comme un dogme la contagion de la tuberculose par la respiration de poussières desséchées bacillifères. Les portes du Congrès étaient à peine closes, l'écho de ses dernières fêtes se faisait encore entendre quand la doctrine acclamée par lui était qualifiée d'erreur. La transmission par ingestion fut substituée presque partout à la transmission par inspiration.

Mais si la transmission de la tuberculose par respiration des poussières sèches a été trop légèrement proclamée par le Congrès comme le mode le plus habituel de la contagion, il n'en est pas moins vrai que le bacille de Koch peut se transmettre, quoique rarement et dans des cas déterminés, à l'état de poussière desséchée. Il se transmet toujours et avec une extrême facilité quand il est respiré sous forme de pulvérisations humides. Nous allons examiner ces deux cas.

A. — Transmission du bacille de Koch par la voie humide

1° *Chez les animaux*

Cette transmission est extrêmement puissante ; elle est même plus puissante que la transmission par inoculation. Tous les animaux, même ceux qui sont le plus rebelles à la tuberculose, comme la chèvre, sont infectés par la respiration d'eau contenant le bacille de Koch et pulvérisée ; et voici un certain nombre d'expériences démontrant avec quelle facilité un certain nombre d'animaux deviennent tuberculeux par cette technique.

EXPÉRIENCES DE TAPPEINER. — Tappeiner choisit pour ces expériences un animal qui présente très rarement la tuberculose spontanée, c'est le chien.

Mode opératoire. — La valeur d'une cuillerée
à thé de crachats de phtisiques était délayée dans
300 à 500 grammes d'eau et le liquide ainsi obtenu était pulvérisé dans les chambres à expérience. Onze chiens furent soumis à ces inhalations pendant une durée d'une heure deux fois
par jour. Le reste du temps, ces animaux demeu-
raient dans la cage ou se promenaient en liberté.
Ces expériences furent continuées de vingt-cinq à
cinquante jours et sur 11 chiens, 10 présentèrent
des tubercules localisés principalement dans les
poumons et quelques-uns dans les reins, le foie
et la rate. L'éruption tuberculeuse commençait à
se manifester vers la troisième semaine de l'expérience.

Les mêmes crachats mélangés aux aliments,
mais à bien plus forte dose, avalés par d'autres
chiens ne déterminèrent aucune lésion tuberculeuse.

EXPÉRIMENTATION DE BERTHEAU. — C'est la répétition des précédentes, mais pratiquées sur 3
chiens et 1 chèvre. On fit respirer à ces animaux
des crachats de phtisiques mélangés à de l'eau et
pulvérisés, et ils contractèrent une tuberculose
pulmonaire.

EXPÉRIENCES DE WEICHSELBAUM. — 11 chiens
auxquels on fit inhaler des crachats tuberculeux
étendus dans l'eau et pulvérisés contractèrent
une tuberculose pulmonaire.

EXPÉRIENCES DE VERAGUTH. — Il s'agit encore

3.

d'inhalation de crachats de phtisiques étendus d'eau et pulvérisés avec cette différence que le mélange fut préalablement filtré à travers une flanelle. Sur 24 chiens, 12 devinrent tuberculeux.

EXPÉRIENCES DE KOCH. — Ces expériences sont plus scientifiques que les précédentes, parce que Koch se servit d'une culture pure de tuberculose broyée et finement émulsionnée dans de l'eau distillée ; 8 lapins, 10 cobayes, 4 rats et 4 souris furent soumis trois jours consécutifs pendant une demi-heure à la pulvérisation de ce liquide. Tous ces animaux devinrent tuberculeux et, comme ils furent sacrifiés plus ou moins tardivement, on put constater que la tuberculose envahit d'abord les poumons et plus tardivement la rate et le foie.

EXPÉRIENCES DE CELLI ET GUARNIERI. — Les crachats tuberculeux pulvérisés ont toujours provoqué la tuberculose pulmonaire chez les animaux en expérience.

EXPÉRIENCES DE THAON. — Des crachats tuberculeux émulsionnés dans l'eau, pulvérisés matin et soir pendant un quart d'heure, durant une semaine, déterminaient la mort des cobayes en douze et quatorze jours avec la tuberculose du poumon.

Des lapins soumis aux mêmes expériences résistèrent plus longtemps, mais périrent également tuberculeux.

EXPÉRIENCES DE PREYSS. — Cet expérimentateur préparait avec des crachats tuberculeux

émulsionnés dans l'eau des liquides gradués, dont
la teneur en bacille était établie par des numéra-
tions aussi précises que possible. Des cobayes
soumis pendant vingt et trente minutes à l'inhalation de ce liquide furent rendus tuberculeux par
une préparation contenant un millième de milli-
gramme de crachats tuberculeux, environ 40 bacilles.

L'auteur remarque que l'intensité et l'extension des lésions sont proportionnelles à la dose
employée, que les glandes bronchiques, puis les
poumons sont atteints les premiers (1).

Ces expériences sont d'autant plus probantes
qu'elles sont dues à des hommes qui sont, à juste
titre, regardés comme de grands expérimentateurs, et que jamais aucun fait contradictoire n'a
été produit. On peut donc dire qu'il est acquis au
problème de la contagion de la tuberculose que
la transmission de cette maladie est certaine, par
l'eau pulvérisée, quand cette eau contient des bacilles de Koch. Ce mode de transmission est tellement puissant que des animaux réfractaires comme le chien ont été contaminés par lui.

Remarquons encore que, dans la transmission
de la tuberculose par la respiration, ce sont les
*poumons qui sont atteints quelle que soit l'espèce
animale en expérimentation.*

---

(1) Ce résultat est contraire à la théorie généralement
acceptée qui place la porte d'entrée dans le poumon.

2° *Transmission à l'homme.*

On comprend aisément que dans les rapports sociaux on n'ait pas l'habitude de pulvériser les bacilles de Koch. Ce chapitre devrait donc être nul, si les recherches de Flüge ne lui avaient pas apporté une importance qu'on a, du reste, fortement exagérée. C'est précisément à cause de cette exagération, et aussi à cause de la légèreté avec laquelle on le cite sans l'avoir jamais lu, que nous trouvons utile d'exposer comme un élément considérable des questions débattues un compte rendu très exact du travail de Flügge.

Ce savant est contagionniste ; mais il repousse absolument la transmission du bacille de Koch par la respiration des poussières desséchées et il donne d'excellentes raisons pour repousser absolument cette théorie. Mais Flügge a été frappé de la puissance de la contagion exercée par la pulvérisation humide de poussières bacillifères. Il a remarqué que certains malades en toussant, éternuant et même en parlant chassaient hors de leur bouche, des gouttelettes fines et divisées, une sorte de spray, et il s'est demandé s'il n'y avait pas là une source de contagion. S'appuyant sur les expériences du Dr Lastschenko, il montre qu'un phtisique atteint de cavernes, enfermé dans une sorte de cage en verre, répand autour de lui lorsqu'il tousse des particules ténues de salive qui contiennent le bacille de Koch. Si dans cette cage en verre on met à une certaine hauteur des vases plats contenant de l'eau stérilisée, cette eau se charge d'une assez grande quantité de bacilles de Koch pour transmettre par inoculation la tuberculose à un cobaye.

Voilà le premier fait, et sans entrer dans les considérations et explications qui suivent ce fait, arrivons immédiatement au second. Tappeiner, assistant de Flüge, essaya pendant deux mois de contaminer deux lapins enfermés dans la même cage de verre que le malade, et ces animaux restèrent absolument indemnes. La même expérience répétée une seconde fois est restée également négative.

Il résulte donc de ces deux faits que si les phtisiques atteints de cavernes peuvent, par de petites particules de salive, contaminer l'air ambiant, de manière qu'on puisse déceler la présence du bacille de Koch par des injections positives sur le cobaye, il est également démontré que ces bacilles sont en trop petit nombre pour rendre le lapin tuberculeux. Si nous ajoutons que, comme conclusion pratique, Flüge fait remarquer que les phtisiques qui ne toussent pas ou que ceux qui toussent, mais mettent leur main ou leur mouchoir devant la bouche, ne peuvent d'aucune façon contagionner les assistants, nous conclûrons que les travaux de l'éminent médecin allemand sont fort intéressants au point de vue théorique, mais qu'ils ont une bien mince valeur lorsqu'il s'agit de la prophylaxie de la tuberculose.

B. — Transmission du bacille de la tuberculose par la respiration de poussières desséchées.

1° *Chez les animaux.*

Deux cas se présentent : ou bien la poussière tuberculeuse est insufflée dans les voies respiratoires ou bien elle est mélangée à l'atmosphère que les animaux respirent librement. Dans le premier cas, la contagion est constante. Dans le second, elle est nulle, à moins qu'on ne fasse intervenir une bronchite expérimentale ou une quantité énorme de poussières très riches en bacille comme dans l'expérience de Cornet.

Voici maintenant les expériences sur lesquelles reposent nos affirmations.

EXPÉRIENCES DES DOCTEURS SOUZA ET GALLOIS. — Ces expérimentateurs se sont servis de parois de cavernes tuberculeuses desséchées à l'étuve et réduites en poussières fines. 14 cobayes ont servi aux expériences. Voici le mode opératoire employé : Une des narines de l'animal était bouchée hermétiquement et on lui insufflait par l'autre avec une poire de caoutchouc, la poussière bacillifère en profitant des inspirations de l'animal. Chaque cobaye n'a été soumis que quelques instants à l'inhalation et cependant 12 cobayes sur 14 sont morts tuberculeux. Les poumons et les ganglions trachéo-bronchiques étaient toujours les plus atteints (Congrès de 1888, p. 325).

Ces expériences sont très concluantes. Elles prouvent que toutes les fois qu'on fait pénétrer *artificiellement* les poussières tuberculeuses dans les voies respiratoires on transmet la tuberculose.

Dans les expériences qui vont suivre nous verrons que la poussière tuberculeuse, mélangée à l'atmosphère librement respirée par les animaux, ne transmet pas la maladie. D'où nous devons rigoureusement conclure que cette poussière ne pénètre pas jusque dans les poumons et qu'elle est arrêtée dans les fosses nasales et le pharynx.

Mais voici d'abord les faits.

EXPÉRIENCE DE SANTO-SIRENA ET PERNICE. — Des crachats de phtisiques desséchés au soleil et finement pulvérisés furent déposés au fond d'un vase à large ouverture et placés dans la cage des cobayes. Ces animaux soulevaient la poussière tuberculeuse par leurs mouvements, l'air qu'il respirait était donc chargé de bacilles et aucun de ces animaux ne devint tuberculeux.

EXPÉRIENCES DE CELLI ET GUARNIERI. — Nous avons déjà vu que ces auteurs ont transmis la tuberculose en faisant respirer aux animaux un air dans lequel on pulvérisait des poussières tuberculeuses émulsionnées dans l'eau. Ces mêmes auteurs n'ont eu que des résultats négatifs avec la poussière sèche (Straus, page 759).

EXPÉRIENCES DES PROFESSEURS CADÉAC ET MALET (de Lyon). — Ces auteurs ont transmis la tuberculose en pulvérisant dans l'atmosphère des caisses occupées par les animaux en expérience des tubercules émulsionnés dans de l'eau distillée. Mais les inhalations de poussière sèche leur ont donné presque constamment des résultats négatifs. Voici le résumé de leurs si intéressantes expériences.

Des crachats de phtisiques desséchés à l'étuve à une température de 30° et 35°, ou des poumons de vache tuberculeuse découpés finement et soumis à la dessiccation naturelle sont pulvérisés dans un mortier, puis passés au moulin à poivre. Cette poussière tuberculeuse est disséminée à l'aide de petits soufflets dans l'atmosphère de caisses hermétiquement fermées où l'on place journellement, pendant plusieurs heures, un certain nombre d'animaux.

Dans une première expérience, 4 lapins et 4 cobayes respirent du 4 avril au 7 mai, pendant une heure chaque jour, l'atmosphère ainsi contaminée par la poussière tuberculeuse. Six mois après tous ces animaux sont bien portants, l'autopsie prouve qu'ils sont entièrement sains.

Dans une deuxième expérience, 8 lapins et 8 cobayes sont soumis au même traitement. Sur ces 16 animaux, 1 lapin et 1 cobaye, chez lesquels

on a provoqué une bronchite expérimentale par
inspiration d'acide chlorhydrique deviennent tuberculeux, les autres restent indemnes. Dans une
troisième expérience 22 animaux, 12 lapins et
10 cobayes respirent, comme dans les expériences
précédentes, un air chargé de poussières tuberculeuses. Aucun de ces animaux ne devient malade.

Au Congrès de la tuberculose de 1905, M. Cadéac est venu, par de nouvelles expériences, con-
firmer les résultats communiqués par lui et par
Malet au Congrès de 1888. « Les sujets soumis à
l'inhalation des poussières tuberculeuses, dit
M. Cadéac, ne deviennent qu'exceptionnellement
tuberculeux. » Les dernières expériences de
M. Cadéac reposent sur 52 cobayes et 11 lapins.
Il a exagéré la pulvérisation des matières tuberculeuses, de manière à obtenir des poussières
aussi fines que possible, il a multiplié les inhalations, et, malgré tout, aucun lapin n'est devenu
tuberculeux, et si sur 38 cobayes 5 ont été infectés, on a pu constater que deux de ces animaux
avaient contracté la tuberculose en léchant sur les
parois de la cloche et sur le sol les poussières dé-
posées. (Compte rendu du Congrès de 1905, tome I, p. 411.)

EXPÉRIENCE DE CORNET. — Cornet est, à proprement parler, le père de la théorie qui explique
la transmission de la tuberculose par la respiration des poussières sèches. Aussi est-il accouru
à la rescousse de cette théorie en péril et a-t-il

4

apporté le chiffre formidable de 46 cobayes infectés par la poussière sèche sur 48 soumis à l'expérimentation.

Or, nous référant au principe de Claude Ber-
nard qui affirme que deux expériences faites dans
les mêmes conditions ne peuvent être contradictoires, nous sommes déjà autorisés à conclure que
les expériences de Cornet qui sont positives 46
fois sur 48 ne peuvent être comparées avec les
expériences rapportées plus haut et qui ont pour
conclusion que les poussières tuberculeuses librement respirées par les cobayes sains ne sont
jamais pathogènes.

Cornet rapporte ainsi ses expériences : il a
versé sur un tapis les crachats d'un homme atteint de phtisie chronique. Il les a mélangés avec
de la poussière et a laissé sécher le tout pendant
deux jours. Puis il introduisit 48 cobayes dans
cette chambre. Les uns furent laissés à terre, les
autres placés sur des planches à diverses hau-
teurs. Puis Cornet, armé d'un rude balai, balaya
le tapis pour mettre la poussière en mouvement.
*Un certain nombre de cobayes furent soumis à
l'inhalation directe de l'air chargé de poussière.*
Cornet ne dit pas combien de ces animaux furent
soumis à l'inhalation directe des poussières tuberculeuses.

Je ne suis pas le seul à mettre en doute les résultats obtenus par Cornet et voici en quels termes M. Kelsch parle de cette mémorable expé-

rience : « Sans doute, M. Cornet est parvenu à rendre des cobayes tuberculeux, en leur insufflant avec un soufflet des crachats pulvérisés dans la bouche, ou en les fixant dans des nuages de poussières que le brossage énergique dégageait d'un tapis imprégné d'expectorations de phtisiques. Mais ces conditions sont bien éloignées de celles de la vie réelle. Les particules contagifères étaient, en quelque sorte, projetées nécessairement et à doses massives dans l'appareil respiratoire de l'animal en expérience et, en tout cas, son maintien dans un épais nuage de crachats virulents, grossièrement pulvérisés, constitue une exagération colossale des conditions créées par le simple voisinage d'un tuberculeux. De pareilles expériences prouvent que le cobaye est tuberculisable et rien de plus. » (Kelsch, *La tuberculose dans l'armée*, p. 32).

Nous n'ajouterons rien à cette critique autorisée et qui réduit à néant l'argumentation tirée de l'expérience de M. Cornet.

2° *Transmission à l'homme.*

Quoique la théorie de la transmission de la tuberculose à l'homme par les poussières des crachats desséchés soit chaque jour de plus en plus abandonnée, elle règne encore aujourd'hui avec toute la force d'un préjugé sur un nombre considérable de médecins et sur presque tous les gens du monde, et elle a engendré et elle engendre encore chaque jour des précautions odieuses, des mesures de prophylaxie aussi puériles que vexatoires. C'est pourquoi il nous a paru utile de démontrer toute l'inanité de cette hypothèse. On suppose généralement que dans les hôpitaux de phtisiques ou dans les chambres occupées par ces malades, les bacilles de la tuberculose existent en grand nombre, mélangés à l'air ; or, c'est précisément le contraire qui a lieu, et les analyses bactériologiques tentées par MM. Wehde, Guarneri, Baumgarten et Cornet lui-même, pour découvrir des poussières infectieuses dans l'air des locaux habités par les phtisiques sont restés infructueuses.

Kelsch a institué des expériences dans le but de rechercher la présence du bacille de Koch dans les poussières des lieux habités par les soldats. Des prises de poussière ont été effectuées dans les fentes des parquets, les coins de murailles, les escaliers, au pourtour des crachoirs, dans les chambrées occupées par les hommes ; 121 cobayes inoculés avec ces différentes poussières ont donné un chiffre de 41 morts par septicémie et pas un seul tuberculeux.

Sur 91 cobayes inoculés avec du mucus nasal pris à des soldats, un seul a été tuberculisé, et le mucus provenait des fosses nasales d'un cuirassier vigoureux et en pleine santé.

Il résulte de ces expériences qu'il est difficile à l'homme de contracter la tuberculose en respirant une atmosphère qui est incapable de produire cette maladie par inoculation chez le cobaye.

Et cependant, il est constant que dans la vie sociale l'homme est exposé à inspirer le bacille de Koch mélangé à l'air. Nous venons de voir ce bacille recueilli dans les fosses nasales d'un cuirassier bien portant. Cornet, dans la fameuse expérience dont nous avons parlé tout à l'heure, malgré un masque de ouate destiné à protéger sa face, constata, quelques jours après le balayage des poussières tuberculeuses, la présence du bacille de Koch dans ses fosses nasales. Strauss avait déjà attiré l'attention des savants sur la fréquence du bacille de Koch dans les fosses nasales, chez les personnes qui fréquentent les tuberculeux. Nous avons observé le même.cas dans nos laboratoires. Point de doute donc sur la possibilité pour l'homme d'inhaler dans certaines circonstances le bacille tuberculeux, mélangé à l'air atmosphérique. Mais, des fosses nasales aux poumons il y a la distance de *la coupe aux lèvres*. Le bacille est fixé dans les fosses nasales et l'arrière-gorge et il y est détruit par les microbes indigènes et par les phagocytes. L'organisme possède tout un ensemble de moyens défensifs qui arrête l'ennemi à la porte et ne le laisse jamais pénétrer dans l'intérieur de la place. C'est ce que nous allons maintenant démontrer, en étudiant la pathogénie de la tuberculose pulmonaire (1).

_____

(1) Nous croyons utile de rapporter ici quelques passages du mémoire de Kelsch : *La tuberculose dans l'ar-*

C. — **Pathogénie de la tuberculose pulmonaire.**

Si l'infection tuberculeuse se faisait presque constamment, comme on l'enseignait il y a à peine quelques mois, la lésion pulmonaire présenterait toujours les caractères d'une pénétration du bacille de Koch par les voies aériennes. Or, dans les deux formes de tuberculose reconnues par Laënnec, la granulation et le tubercule cru, ou ce qu'on a appelé depuis la pneumonie caséeuse, l'origine de la tuberculose procède toujours des voies lymphatiques pour la granulie et des voies sanguines pour la pneumonie caséeuse.

Cette pathogénie de la tuberculose pulmonaire ressort clairement d'un mémoire de M. Letulle dans la *Presse médicale*, 6 octobre 1905, et con-

---

mée. La lecture de ces lignes entraînera, je crois, la conviction que l'hypothèse de la transmission de la tuberculose par des poussières de crachat desséché est une pure illusion : « Il résulte de ce qui précède que les poussières des crachats *sont extrêmement pauvres en bacille*, mais surtout que les crachats des locaux habités ne se *résolvent jamais en poudre assez fine et assez légère pour se maintenir en l'air...* En raison de la mucine contenue dans les crachats, ceux-ci se laissent très difficilement réduire en poussière... En somme, étant donné l'exiguité des germes soulevés et la faiblesse minime des courants d'air qui nous entourent, *il y avait peu de vraisemblance que l'homme contracte la tuberculose par ce mode de contamination.* (P. 34 et suivantes).

firmée par un nouveau travail que l'on trouvra dans le numéro du 19 octobre 1906 de la *Société de Biologie*. Pour la tuberculose granuleuse, M. Letulle résume ainsi la question : Dans les poumons d'enfants, en cas de granulie subaiguë, de granulations grises encore miliaires et récentes, il est souvent facile de topographier des lésions nodulaires bacillaires avec leurs couronnes de cellules géantes et on reconnaît alors sans difficulté la localisation anatomiquement spécifique, *lymphangitique* de cette lésion que M. Letulle désigne sous le nom de « lymphangite nodulaire subaiguë tuberculeuse ».

Quant au tubercule cru, à la pneumonie caséeuse, qu'on attribue plus volontiers à une infection aérienne. M. Letulle conteste cette origine. Peut-on conclure, dit-il, que le *primum movens* de la lésion bacillaire a été, à coup sûr, la pénétration du bacille de Koch, le long du larynx, de la trachée, et jusqu'aux plus fines ramifications bronchiques ? Ce serait aller trop loin, parce que l'infection sanguine de l'appareil respiratoire pourrait procurer exactement les mêmes effets. Le passage suivant emprunté à la dernière communication de M. Letulle expose très clairement l'origine vasculaire de la pneumonie caséeuse :

« Pour le tubercule pneumonique, que d'objec-
« tions à la pathogénie purement aérienne de
« cette altération ! Sans doute, les coupes en sé-
« rie d'un lobule, isolé et totalement caséifié,
« montrent dans toute l'étendue de cet organe

« l'oblitération caséeuse des ramifications respi-
« ratoires, depuis la bronche lobulaire jusqu'aux
« extrêmes alvéoles infundibulaires terminaux.
« Mais si, en outre, et parallèlement, l'on inter-
« roge à tour de rôle l'artère pulmonaire du
« même lobule avec l'ensemble de ses ramifica-
« tions, les lymphatiques qui accompagnent par-
« tout les vaisseaux et les bronches, et de même
« le jeu des veines pulmonaires satellites de l'or-
« gane lobulaire, on retrouve d'emblée et tou-
« jours la même infiltration caséeuse généralisée
« à la paroi des vaisseaux et à leur contenu. L'o-
« rigine vasculaire artérielle, embolique, du « tu-
« bercule broncho-pneumonique » et, d'une façon
« générale, de la pneumonie caséeuse, peut s'ap-
« puyer sur des arguments anatomo-pathologi-
« ques aussi formels, plus probants même, me
« semble-t-il, que ceux invoqués en faveur de la
« doctrine aérienne. »

Il ne faudrait pas maintenant conclure, comme
on l'a fait si souvent, de la fréquence de la localisation pulmonaire à l'infection aérienne. La localisation pulmonaire, chez l'homme comme chez le
lapin, est un caractère de l'espèce. Kelsch, dont
nous aimons à citer les opinions si autorisées,
écrit les lignes suivantes : « Il serait d'ailleurs
téméraire de conclure, sans autre forme de pro-
cès, de la prédilection du tubercule pour le poumon, à l'infection par les voies respiratoires. Le
poumon est, en effet, un organe d'élection pour
les localisations des maladies virulentes... Quelle

que soit la voie d'introduction du virus tuberculeux choisie par l'expérimentation, peau, péritoine, veines, les déterminations locales s'effec-
tuent toujours avec une préférence marquée sur
le poumon. » (*loc. cit.*, p. 38).

On s'est appuyé encore, pour soutenir la théorie de l'infection aérienne, sur la loi de Parrot.
Voici cette loi : « Toutes les fois qu'un ganglion
bronchique est le siège d'une lésion tuberculeuse,
il y a une lésion analogue dans le poumon. » (Cité
par Küss, p. 260). La première objection qu'il y
ait à faire à cette loi, c'est qu'elle est fausse, et
que sa constance a été niée par Legroux, P. Si-
mon, Potier, Marfan, Walter Carr, Burdon San-
derson, Northrup, Wiger, Ziegler, Eichhorst,
Ziemssen, Strumpell, Bieder, etc.

J'ajoute que quand, effectivement, on rencontre
et un engorgement ganglionnaire et une lésion tuberculeuse dans le poumon, ces deux faits ne sont
que l'expression d'une loi bien connue qui veut
que toutes les fois qu'une lésion existe dans un organe, la même lésion se reproduise dans les ganglions où viennent se déverser les vaisseaux lymphatiques de la première lésion. En un mot, l'existence d'une lésion tuberculeuse et d'une lésion de
même nature dans les ganglions bronchiques ne
prouvent en aucune façon l'origine aérienne de la
lésion pulmonaire. C'est un argument à côté de
la question.

En résumé, chez l'homme, le bacille tuberculeux peut pénétrer dans les fosses nasales ;

Strauss en a cité de nombreux exemples, Kelsch aussi, et Cornet, après sa fameuse expérience sur les poussières tuberculeuses, a pu constater la présence du bacille de Koch dans ses fosses nasales ; mais, comme nous l'avons déjà dit, le bacille reste stérile et est détruit dans les fosses nasales ; il n'existe pas d'exemple d'une lésion généralisée par ce procédé. Cornet, pas plus que le cuirassier de Kelsch, que les individus cités par Straus, et même mon chef de laboratoire, n'est pas devenu phtisique.

Nous conclurons, de ce long exposé de la théorie *de la transmission de la tuberculose par l'inspiration, qu'il ne reste plus rien d'une théorie sur laquelle était basée la doctrine contagionniste.* Je sais que cette doctrine essaie d'échapper à ce désastre en se rattrapant à la transmission de la tuberculose par ingestion ; et dans le chapitre qui va suivre nous aurons précisément à examiner cette source de la contagion. Mais dès à présent, nous pouvons apprécier la valeur des mesures prophylactiques édictées contre la respiration des poussières tuberculeuses ; les crachoirs hygiéniques, les désinfections des locaux habités par les phtisiques, la déclaration obligatoire qu'on a voulu imposer aux médecins constituent des mesures aussi vexatoires qu'inutiles et sur lesquelles nous reviendrons dans les conclusions de notre prochain chapitre.

CHAPITRE III

La transmission de la tuberculose par ingestion est aujourd'hui le dernier argument des doctrines contagionnistes intransigeantes. Je les appelle intransigeantes parce qu'elles n'admettent
pour la multiplication de la tuberculose qu'une
seule cause : la transmission du bacille de Koch
de l'homme ou de l'animal malade à l'homme sain
et que c'est sur cette erreur qu'est basée la prophylaxie qui règne encore à cette heure et qui
règnera longtemps encore, protégée par le préjugé populaire et par l'estampille administrative.
Il est donc de la dernière importance d'examiner
dans tous ses détails la transmission de la tuberculose par les voies digestives et de faire le départ entre les cas extrêmement restreints où ce
mode de transmission détermine une véritable
contagion, et les cas si nombreux qui échappent
absolument à ce mode d'infection.

A. — Transmission par les voies digestives chez les animaux.

Avant les expériences toutes récentes de Bartel et de Calmette, les faits de la transmission de la tuberculose chez les animaux par voie stomacale sont peu nombreux. Dans le Congrès sur la tuberculose de 1888, à la page 73, on rapporte que des porcelets, nourris pendant 35 et 93 jours par des vaches atteintes de mammite tuberculeuse, sont devenus tuberculeux.

Les expériences tentées sur la transmission de la tuberculose par la viande ont permis de conclure que les viscères tuberculeux, quand ils servent pendant un certain temps à la nourriture d'espèces animales comme le cobaye, le chat, le cochon, produisent la tuberculose chez ces animaux. Ces viscères, au contraire, restent sans effet sur le chien.

Des expériences de Galtier, professeur à l'Ecole vétérinaire de Lyon, ont démontré que la viande crue appartenant à des animaux tuberculeux n'avait jamais déterminé la tuberculose même chez les cobayes (*Lyon médical*, mars 1891, page 320).

Les expériences si intéressantes de Calmette ont été publiées dans les *Annales de l'Institut Pasteur* du 25 octobre 1905. Elles avaient été précédées des expérimentations de Bartel, publiées le 30 août dans la *Presse Médicale*. Nous ne rapporterons que les expériences du premier de ces auteurs parce qu'elles sont beaucoup plus complètes.

Calmette a fait choix de la chèvre, animal difficilement tuberculisable, pour ses expériences ; il s'est servi de cultures de tuberculose humaine, bovine et aviaire. La tuberculose bovine seule, s'étant montrée toujours énergiquement pathogène, nous ne tiendrons compte que des expériences faites avec la tuberculose bovine.

Dans une première série, M. Calmette s'est adressé à de tout jeunes chevreaux encore allaités par leur mère. Il a produit chez les chèvres une mammite tuberculeuse suraiguë, à l'aide d'injection de tuberculose bovine dans les trayons de la mamelle. Le lait contenait de nombreux bacilles de Koch. Les chevreaux sont tombés malades rapidement, sont morts ou ont été sacrifiés et ont présenté comme lésion principale et constante la tuberculisation des ganglions mésentériques, et, très exceptionnellement, quelques rares tubercules dans le poumon.

Chez les chèvres adultes, la tuberculisation a été constante avec la tuberculose bovine, mais, phénomène extrêmement remarquable, la lésion

5

s'est localisée sur le poumon et les ganglions bronchiques, laissant à peu près indemnes, les ganglions mésentériques.

Nous voulons maintenant insister tout particulièrement sur cette différence qui existe entre la tuberculisation des animaux à la mamelle et des adultes et étudier le mécanisme qui explique cette différence.

Voici maintenant les propres paroles de M. Calmette : En introduisant directement dans le rumex, à l'aide de la sonde œsophagienne, des émulsions fines de bacille tuberculeux bovin, les chèvres adultes deviennent sûrement tuberculeuses, et au lieu de manifester des lésions ganglionnaires mésentériques semblables à celles que l'on observe chez des animaux jeunes, on constate toujours l'apparition rapide de lésions tuberculeuses pulmonaires. Les bacilles ne laissent aucune trace de leur passage à travers le système lymphatique. » (*Annales de l'Institut Pasteur*, octobre 1905, p. 613).

Voici maintenant l'interprétation donnée par M. Calmette pour expliquer la différence de la marche de la tuberculose chez les jeunes et chez les adultes.

Les ganglions des jeunes sont constitués par des follicules et des cordons folliculaires pressés les uns contre les autres, la portion caverneuse avoisinant le hile est très réduite ; les travées sont bourrées de cellules lymphatiques. Les gan-

glions constituent une barrière presque absolue
au passage des bacilles de Koch.

Chez l'adulte, au contraire, les follicules sont
très espacés, séparés par des cloisons fibreuses,
la portion caverneuse occupe une étendue beaucoup plus grande, les travées de celle-ci sont lâ-
ches, criblées de vacuoles et de véritables canaux
qui laissent passer facilement les bacilles de
Koch. Ceux-ci, entraînés dans le courant lymphatique, gagnent le canal thoracique, par lui se
jettent dans la veine sous-clavière gauche, et du
cœur droit vont se répandre dans le poumon.

Les expériences si intéressantes de M. Calmette sont confirmées par un travail de MM. Vansteenberghe et Grysez sur l'origine intestinale de
l'anthracose pulmonaire (*Annales de l'Institut
Pasteur*, décembre 1905, page 787). On croyait
autrefois que l'anthracose pulmonaire était due à
l'inhalation de poussières charbonneuses, quoique l'on connût bien les défenses admirables que
l'organisme possède dans les fosses nasales, la
bouche et le larynx ; aussi, admettait-on généralement que l'anthracose professionnelle ne se dé-
veloppait guère que chez les individus porteurs
de malformations des fosses nasales et habitués à
respirer par la bouche. Ce qui n'était pas exact.
Les expériences de M. Vansteenberghe et Grysez ont établi qu'il suffisait de faire avaler à des
lapins ou à des cobayes des aliments chargés
d'encre de Chine ou de parcelles charbonneuses,

pour déterminer très rapidement l'anthracose pulmonaire.

Les expérimentateurs ont reconnu, comme M. Calmette, que chez les jeunes les ganglions mésentériques retenaient complètement les particules charbonneuses et que le poumon restait indemne, tandis que chez l'animal adulte, les poumons, déjà au bout de 24 heures, étaient imprégnés de particules charbonneuses pendant que les ganglions mésentériques restaient sains.

Chez les lapins, qui ont le privilège de respirer par le nez, le noir de fumée envahit les fosses nasales, le pharynx, et jamais la trachée.

Voici une expérience plus précise : chez un lapin, si on lie l'œsophage et qu'on laisse respirer à l'animal une fumée chargée de particules charbonneuses, il ne se produit jamais d'anthracose; tandis que cette affection se déclare chez le témoin dont l'œsophage est libre. Néanmoins, quand on force les doses, c'est-à-dire qu'on prolonge beaucoup la durée d'inhalation, le noir de fumée finit par pénétrer dans la trachée et dans les vésicules pulmonaires. Nous remarquerons à ce propos que si les cobayes, qui respirent en liberté l'air chargé de poussières tuberculeuses, ne sont jamais contaminés, ils le sont certainement quand on insuffle la poussière dans les fosses nasales. Mais qu'il s'agisse de poussière tuberculeuse ou de poussière charbonneuse, on peut toujours reconnaître la voie d'introduction en examinant la lésion. Les poussières pénétrées par inhalation occupent toujours les vésicules, celles venues par ingestion siègent dans le parenchyme (1).

Il ressort de ces expériences que la transmission de la tuberculose par ingestion est extrêmement puissante, puisqu'elle peut atteindre des animaux doués, comme la chèvre, d'une immunité

(1) MM. Remliger et Basset ont présenté à la Société de Biologie aux séances des 22 et 23 décembre 1906, une suite d'expériences qui ont la prétention de nier les résultats obtenus par Calmette sur l'anthracose pulmonaire d'origine intestinale.

Dans la séance du 12 janvier 1907, M. Calmette a répondu aux travaux de M. Remlinger et Basset, et maintient absolument ses premiers résultats.

Les fines poussières de charbon ou de noir de fumée introduites dans l'estomac, à l'aide de la sonde, ou injectées dans le péritoine, traversent les ganglions mésentériques surtout chez les cobayes, et pénètrent par la voie sanguine et lymphatique dans les ganglions pulmonaires, dans le parenchyme et jusque dans les régions souspleurales. Rappelons que quand l'animal est jeune, une grande partie de l'anthracose reste dans les ganglions mésentériques, et qu'au contraire, chez l'adulte, elle gagne presque entièrement le poumon.

La précaution qu'a prise M. Calmette d'injecter directement le noir de fumée dans le péritoine, répond à l'objection de MM. Henheimer et Kart, qui ont prétendu que le noir de fumée arrivé dans l'estcmac remontait par aigurgitation jusque dans le pharynx et la trachée.

La différence des résultats obtenus par les deux expérimentateurs démontre qu'il y a certainement une différence de technique et nous sommes persuadés que MM. Remliger et Basset arriveront au même résultat que M. Calmette quand ils voudront bien s'astreindre à appliquer les mêmes procédés que cet expérimentateur.

5.

relative. Un second point à retenir des expériences précitées, c'est que la localisation des bacilles tuberculeux par ingestion diffère suivant les âges ; chez les très jeunes sujets, c'est la tuberculose des ganglions mésentériques qui occupera la scène morbide ; chez les adultes, les bacilles de Koch traversent les ganglions mésentériques sans laisser trace de leur passage, et vont se localiser dans le poumon ; d'où cet argument, que nous ferons valoir en son temps, que si la tuberculose, comme on l'enseigne presque universellement aujourd'hui, avait son origine dans la première enfance, elle devrait présenter toujours la localisation mésentérique ; tandis que loin de là, on observe chez les enfants beaucoup plus de tuberculose de la peau, des méninges, des os et des articulations que du mésentère.

B. — Transmission du bacille de la tuberculose à l'homme par les voies digestives.

Je le répète, la question de la transmission du bacille tuberculeux, par inspiration était, depuis bien des années déjà, considérée dans les laboratoires comme une erreur scientifique. Aujourd'hui, nous pouvons ajouter que, pour tous les hommes au courant des études sur la tuberculose, la contagion se résume dans cette opinion si connue, de Behring : « Il n'existe, dit-il, pas d'exemple incontestable de transmission de la tuberculose chez l'adulte ; la contagion se ferait dans l'enfance, non plus par inhalation, mais par ingestion ; la tuberculose introduite dans les voies digestives avec le lait bacillifère, infecterait les ganglions lymphatiques, et, la plupart du temps, resterait à l'état latent jusqu'à l'âge adulte.

Il semble donc que tous les médecins soient d'accord pour restreindre la contagion de la tuberculose à la déglutition de bacilles contenus dans les poussières desséchées ou dans le lait.

1° Transmission de la tuberculose par la viande des bovidés.

Nous sommes loin, aujourd'hui, des affirmations terrifiantes au sujet de la contagion de la tuberculose par la viande des bovidés. Dire qu'au Congrès de 1888, M. Butel a posé les conclusions sivantes :

« Y a-t-il danger à consommer la viande d'animaux tuberculeux ? Oui.

« Ce danger est-il grand ? Il est *formidable*, et par la grande quantité d'animaux phtisiques qui entrent dans la consommation et par le nombre effrayant de personnes qu'un seul animal peut infecter. » (p. 503).

Eh bien, ce danger formidable s'est évanoui. M. Brouardel lui-même, le grand-prêtre de la contagion, déclare que depuis 1890, les divers congrès internationaux ont proclamé que l'on peut, sans danger, utiliser la viande des animaux atteints de tuberculose localisée (*La lutte contre la tuberculose*, p. 62).

Straus avait, du reste, établi sur des faits, qui ont la rigueur d'une expérimentation, l'innocuité des viandes provenant d'animaux tuberculeux.

Voici le résumé de ces faits :

Schottelius rapporte des observations qui présentent la signification de faits expérimentaux.

L'autorité de la ville de Wurzbourg autorisa, sous le contrôle du professeur Renbold et du Dr Hæcker, vétérinaire, la vente des viandes provenant de vaches tuberculeuses aux habitants de certaines localités qui furent tenus de la consommer eux-mêmes et leur famille. Ces gens, soumis à une surveillance médicale, consommèrent la viande suspecte sous toutes les formes : cuite, rôtie, en saucisse et *même crue*. Elle constitua leur principale nourriture pendant des semaines entières. Au bout d'un an (de 1867 à 1868), l'enquête montra que les résultats étaient *entièrement négatifs*.

A la suite de cette expérience, la viande tuberculeuse fut livrée dans tout le pays à la consommation des gens nécessiteux. Quinze ans après, une enquête faite sur la morbidité et la mortalité dans les familles nourries de ces viandes démontra que, de 1860 à 1882, sur 130 personnes, il existait une mortalité de 11 individus et aucune

de ces morts ne put être attribuée à la tuberculose.

Récemment Böllinger a fait une enquête analogue en Bavière sur les équarrisseurs qui, avec
leur famille, forment un personnel d'environ
3.000 individus. L'usage de la viande de prove-
nance tuberculeuse est très répandue dans ce milieu. Et une enquête a démontré que la tuberculose y était plus rare qu'ailleurs (Straus, pages
658 et 659).

De ce qui précède, nous pouvons donc conclure
que la viande des bovidés ne peut être considérée
comme une des causes de la transmission de la
tuberculose.

2° *Transmission par le lait.*

Il y a quelques années, la transmission du bacille de Koch par le lait des bovidés atteints de
tuberculose, était un axiome auquel il n'était pas
permis de toucher, et, comme le fromage et le
beurre fabriqués avec le lait d'animaux tuberculeux contenaient aussi le bacille de Koch, on en
était arrivé à cette formule absurde : ne boire
que du lait bouilli, ne manger que du beurre et
du fromage fondus. Et sur quelle base s'appuyait
une opinion q'on regardait alors comme intangi-
ble ? Sur l'appréciation fausse d'un fait d'expérience : le lait de femme tuberculeuse, celui des
vaches, le beurre et le fromage fabriqués avec ce

lait pouvaient transmettre la tuberculose au cobaye par inoculation. L'erreur consiste donc à
assimiler le cobaye à l'homme, le mode tout-puis-
sant de transmission par injection au mode beaucoup moins puissant de la voie stomacale.

Quant à une démonstration clinique, nous sou-
tenions en 1899, qu'il n'en existait pas ; nous
ajoutions que si les faits démonstratifs de la transmission de la tuberculose par le lait des bovidés
manquaient, les légendes et les anecdotes sura-
bondaient sur ce point d'étiologie.

Au congrès de 1888, M. Legroux est le seul médecin qui ait produit un fait clinique destiné à
prouver la transmission de la tuberculose par le
lait. Ce fait est absolument incomplet et insuffi-
sant. Pour démontrer que la tuberculose peut se
transmettre par le lait, les conditions suivantes
doivent être exigéés.

1° Démonstration de la présence du bacille de
Koch dans le lait qui sert à l'alimentation.

2° Début de la tuberculose par l'intestin et les
ganglions mésentériques.

3° Absence de toute autre cause de transmission de la tuberculose.

Maintenant, examinons les faits :

Il s'agit d'une famille composée de cinq enfants. Le père et la mère, ainsi que leurs ascendants, n'offrent aucune trace de tuberculose. (Même pas de ganglions engorgés ?) De ces cinq enfants, quatre sont doués d'une bonne santé et ont

bien prospéré. Le deuxième enfant est une petite fille. Nourrie par sa mère pendant· les premiers mois, elle avait une santé excellente. Au bout de quelques mois, on entreprit l'allaitement mixte, sein et biberon. Or, le lait du biberon était fourni par les vaches d'une laiterie où les bêtes, provenant de Suisse, étaient bien soignées et vivaient en partie à l'air libre. Le directeur de cette ferme avoua qu'au bout de quinze à dix-huit mois, ses bêtes devenaient malades et qu'on était obligé de les rapatrier. « *Vraisemblablement*, ajoute Legroux, longtemps encore avant de s'en défaire, l'industriel exploitait leurs mamelles alors que déjà le lait devait être altéré. » Cette petite fille ainsi nourrie, arrivée à l'âge de dix mois, fut prise d'une méningite tuberculeuse, terminée par la mort au bout de vingt jours (Congrès de 1888, page 285). .

Rien ne prouve que le lait donné à cette enfant contenait des bacilles de Koch et que la tuberculose ait commencé par les ganglions mésentériques. Ce fait est donc contestable.

Ce qui manque surtout à cette démonstration, c'est la constatation de la tuberculose primitive des ganglions mésentériques, résultat certain chez les enfants, de l'infection tuberculeuse par les ingesta.

Mais si les faits scientifiquement observés sont rares, les anecdotes ne manquent pas. Depuis le chat angora de M. Nocard, jusqu'aux 13 jeunes filles devenues tuberculeuses dans un pensionnat de Chartres, on ne *trouve que des racontars* au lieu de faits recueillis et rapportés avec l'esprit de critique sévère qui convient à un problème aussi difficile.

L'histoire des jeunes filles tuberculeuses du grand pensionnat de Chartres, c'est beaucoup plus fort que l'angora de M. Nocard. M. Brouardel avait déjà rapporté le fait à mots couverts ; et ce fait, qui depuis a été controuvé, a contribué pour beaucoup à obtenir de l'Académie son vote regrettable, à certains égards, sur la prophylaxie de la tuberculose. (*Bulletin de l'Académie*, tome XXIII, p. 52).

Quelques mois après ce vote, M. Auguste Ollivier a complété les faits et en a indiqué l'origine. Ce médecin a **soigné**, à Chartres, une jeune fille qui a succombé à une méningite tuberculeuse ; or, cette jeune fille, dont les antécédents de famille étaient absolument purs de tuberculose, avait fait son éducation dans un pensionnat de ville, où, de 1887 à la fin de 1888, 4 élèves ont succombé à des tuberculoses intestinales et 7 autres, atteintes de la même maladie, ont guéri ou sont encore en traitement. Si on ajoute à ces douze faits le cas d'une jeune fille de 14 ans, morte en 1890 de phtisie galopante, cela portera à 13 le nombre des élèves atteintes de tuberculose dans l'espace de deux ans. Or, ce pensionnat possédait depuis plusieurs années une vache abattue

en 1889 et reconnue alors atteinte de *tuberculose
généralisée et de mammite tuberculeuse. (Bulletin de l'Académie*, t. XXV, p. 288.)

« Voilà certes, ajoute M. Ollivier, une démonstration catégorique de la transmission de la tuberculose par le lait et de la nécessité de n'user
de cet aliment qu'après l'avoir fait bouillir. »

Eh bien ! non, Monsieur Ollivier, cette démonstration ne ressort pas de votre communication,
parce que les faits ont été mal observés et, qu'in-
consciemment, vous avez lu à l'Académie un document qui n'a rien de scientifique et qui se
trouve n'être qu'une simple anecdote.

A la séance suivante, M. Ollivier, mieux renseigné, a rapporté les faits suivants :

D'abord, la première malade morte de méningite n'a pu être contaminée par le lait de vache
en question, par cette excellente raison que l'animal n'a été acheté qu'après le départ de l'élève ;
les 12 autres malades, pas plus que la première,
n'ont reçu la tuberculose du fait de l'alimentation
par le lait de la vache tuberculeuse, puisque ce
lait n'a jamais été employé autrement que bouilli
et qu'il servait surtout à l'alimentation du personnel enseignant, et qu'on n'a constaté aucun cas
de tuberculose chez ce personnel. (*Bulletin de
l'Académie*, t. XXV, p. 311.)

Après cette rectification, notre ancien collègue
et ami, M. le Dr Moutard-Martin, a pu dire, avec
juste raison, « qu'avant de jeter la terreur dans

6

les familles, il serait bon d'avoir des renseigne-
mens précis et sûrs ».

Nous avons le regret d'avoir retrouvé dans le
Traité de médecine de MM. Bouchard et Charcot
la première communication de M. Ollivier à l'A-
cadémie, mais sans la rectification qui a été faite
plus tard, en sorte que voilà une erreur de faits
répandue dans le monde médical sous le patro-
nage de deux noms respectables.

Nous avons le regret de signaler dans le livre
de M. Brouardel, « *La lutte contre la tuberculose* », à la page 67, une falsification analogue
du fait de M. Ollivier, et nous nous demandons
comment il se fait que des hommes honorables à
tous égards aient pu se croire permis de dénatu-
rer un fait présenté à l'Académie de médecine, de
manière à lui faire dire le contraire de ce qu'il
signifie véritablement. Très à la légère, sans s'ê-
tre renseigné suffisamment, M. Ollivier communique à l'Académie un fait tendant à prouver la
transmission de la tuberculose par le lait d'une
vache tuberculeuse. Une enquête provoquée par
les victimes de cette calomnie démontre que le
fait est absolument faux. Eh bien ! je dis qu'il faut
être aveuglé par la passion scientifique pour per-
dre à ce point la conscience de ses actes qu'on en
arrive à dire sur un fait le contraire de la vérité
avec l'intention de tromper.

Pour nous résumer, nous dirons que des ob-

servations de jeunes animaux nourris pendant
longtemps d'un lait très riche en bacilles tuberculeux démontrent la possibilité de la transmission de la tuberculose par le lait ; que cette démonstration est encore plus nette dans les expériences de Calmette ; mais que ces faits ne
prouvent rien pour l'espèce humaine.

Ajoutons que Balthazard a communiqué au
Congrès de 1905 un travail dont les conclusions
éminemment pratiques résolvent absolument par
la négative le problème de la transmission de
la tuberculose par le lait. Cet expérimentateur a
pris chez cinquante crémiers de Paris des échan-
tillons de lait, et ce lait, loin de pouvoir communiquer la tuberculose, n'était même pas inoculable au cobaye (1).

Terminons par ce fait assez inattendu publié
par Cantacuzène dans les *Annales de l'Institut
Pasteur* : les bacilles de la tuberculose, quand on

---

(1) Ce mémoire contient le passage suivant que nous
reproduisons : « La clinique apporte, d'ailleurs, des observations qui renforcent encore l'opinion que le lait ne
joue pas un rôle important dans l'étiologie de la tuberculose. La tuberculose mésentérique (qui chez les jeunes
animaux est constante dans la tuberculose par ingestion)
apparaît en effet aussi fréquente dans certaines régions
de l'Espagne, où les nourrissons sont presque exclusivement alimentés avec le lait de chèvre ou de brebis (lait qui
ne contient jamais le bacille de Koch) que dans les pays
comme la France et surtout l'Angleterre, où le lait de
vache constitue l'aliment principal des nouveau-nés. » —
Balthazard et Aly Zaky, *Congrès de la Tuberculose* 1905,
t. 1er, p. 210.

leur a enlevé leurs toxines diffusibles dans le
bouillon de culture, celles qui sont adhérentes
à la partie cireuse de leur enveloppe, conservent
encore une toxine inhérente à leur corps et que
l'autoclave même ne peut stériliser. Et maintenant, faites bouillir votre lait !

Un grand fait, qui tend de plus en plus à s'établir et qui a été annoncé par Koch, c'est que la
tuberculose des bovidés n'est pas pathogène pour
l'homme.

On a essayé de détruire cet argument qui, s'il
était démontré vrai, serait la ruine absolue de la
doctrine contagionniste. On a répondu d'abord
que les expériences de Koch étaient absolument
contestables et que la tuberculose humaine pouvaient déterminer dans l'espèce bovine une infection générale. Enfin, dans la première séance
du Congrès de 1905, on a décrété que, malgré
certaines différences absolument variables, les
tuberculoses humaine, bovine et aviaire, avaient
pour cause un bacille et non trois bacilles de na-
tures différentes.

Répondant d'abord à cette dernière objection,
nous dirons avec un des membres du Congrès
dont nous regrettons de ne pas connaître le nom :
Nous ne discutons pas le problème qui affirme
l'identité d'espèce du bacille tuberculeux chez
l'homme, les bovidés ou les gallinacés; mais nous
soutenons avec tous les hommes de laboratoire,

que le bacille de Koch, quand il est pris directement à l'organisme humain, à celui des bovidés,
ou des gallinacés, présente des propriétés pathogènes différentes. Et cette conclusion est de beaucoup la plus importante au point de vue pratique.

Maintenant, nous allons exposer dans tous
leurs détails les expériences de Koch, les critiques dont elles ont été l'objet, les travaux si intéressants de la Société antituberculeuse de Suède ; puis, après avoir démontré que la tuberculose humaine était stérile, ou ne produisait habituellement que des lésions locales chez les bovidés, nous citerons les expériences peu nombreuses, on le comprend, qui établissent que la tuberculose bovine n'est pas pathogène pour l'espèce
humaine.

C'est au Congrès de la tuberculose, tenu au
mois de juillet 1901 à Londres, que Koch, rétrac-
tant son opinion antérieure, déclara que le virus
de la tuberculose humaine n'était pas identique
à celui de la tuberculose bovine. Rappelons les
expériences sur lesquelles repose cette opinion :
dix-neuf bovidés, éprouvés par la tuberculine, furent infectés par des bacilles tuberculeux humains : culture pure, expectoration tuberculeuse,
inoculées par injection sous-cutanée, intra-veineuse, ou sous-péritonéale. De plus six de ces
animaux ingéraient journellement pendant 7 à 8
mois des crachats tuberculeux. *Aucun d'eux ne
fut atteint de tuberculose*, et à l'autopsie, faite six

6.

à huit mois plus tard, on trouva seulement quelques foyers de bacilles au point d'inoculation.

Tous les animaux témoins, c'est-à-dire injectés avec la tuberculose bovine, devinrent tuberculeux.

Six porcs ingérèrent, pendant trois mois, des crachats tuberculeux mélangés de fourrage, six autres reçurent, pendant le même temps et de la même manière, des bacilles de la tuberculose bovine. Les six premiers restèrent indemnes, les six autres périrent tuberculeux. Les porcs, soumis à l'infection des bacilles humains, présentèrent à l'autopsie quelques nodules dans les ganglions lymphatiques du cou et dans un seul cas quelques tubercules dans les poumons.

Cette communication suscita bien des critiques et des travaux contradictoires ; ces travaux pêchent par leur base parce qu'on n'a pas suivi dans sa rigueur la technique, indiquée par Koch. De Jongh (*Semaine médicale*, 15 janvier 1902) a fait toutes ses injections dans les veines jugulaires et à doses massives et il obtint ainsi certaines altérations du poumon. Malgré cette technique beaucoup plus propre à généraliser l'infection, les bovidés qu'on a laissé vivre se sont guéris spontanément de l'infection tuberculeuse communiquée.

La Société suédoise de la *Lutte contre la tuberculose*, a institué des séries d'expériences pour vérifier les assertions de Koch. La commission chargée de vérifier les assertions de Koch s'est

entourée des plus grandes précautions, tant pour
se procurer un produit tuberculeux absolument
pur que pour entourer les sujets en expérience de
toutes les précautions qui pouvaient les garantir
des autres causes d'infection. Il va sans dire que
les veaux avaient été préalablement éprouvés par
des injections de tuberculine, afin qu'il fût bien
établi que les sujets étaient indemnes sous ce rapport. 14 veaux ont été soumis à une *inoculation
sous-cutanée* de culture pure de bacilles tuberculeux d'origine humaine ; le résultat de l'inoculation fut pour les 14 cas absolument négatif quant
aux symptômes généraux : tout se borna à quelques altérations au point de l'injection et dans le
ganglion le plus voisin. Quelquefois, on trouvait
dans la cicatrice quelques restes calcifiés d'un abcès plus ou moins grand, des débris caséeux contenant quelques bacilles encore colorables, mais
qui, inoculés à des cobayes, donnaient un résultat tout à fait négatif. Un seul des veaux inoculés
maigrit pendant quelque temps, mais il se remit
promptement et jouissait d'une santé parfaite
quand on l'abattit. A l'autopsie, on trouva dans
le poumon quelques foyers très petits en voie de
régression et dont l'inoculation est restée absolument stérile pour les cobayes.

Six veaux ont été soumis à l'ingestion des produits tuberculeux et, quoique ces animaux ingé-
rassent journellement avec leur nourriture de
grandes quantités de crachats de phtisiques, ja-

mais on n'observa chez eux aucun signe de tuberculose, aucun gonflement des ganglions lymphatiques. « Le résultat de ces expériences d'inges-
« tion si intense avec la tuberculose humaine chez
« des bovidés peut être résumé en deux mots :
« *absolument négatif.* » (page 115.)

La même commission a fait une contre-épreuve
avec la tuberculose bovine chez le veau. 6 ont été
inoculés sous la peau, 4 ont ingéré de grandes
quantités de tuberculose, tous sont morts avec
une tuberculose généralisée.

La commission fait observer que les animaux
qui ont été soumis à l'ingestion sont morts beaucoup plus vite que ceux qui ont été soumis à l'injection sous-cutanée.

Des expériences conduites de la même manière
chez les lapins ont démontré que si la tuberculose
humaine pouvait transmettre la maladie aux lapins, la tuberculose d'origine bovine avait une
beaucoup plus grande énergie.

Ces expériences sont la répétition et en même
temps la confirmation de celles de Koch. Remarquons que la commission suédoise a exclusivement pratiqué ses inoculations par la voie sous-
cutanée et par l'ingestion du produit tuberculeux
avec la nourriture. Mais comme la même technique a été employée chez des témoins ; que la tuberculose humaine n'a jamais produit qu'une minime lésion locale, tandis que la tuberculose bovine a produit des lésions généralisées, la con-

clusion qui s'impose est celle-ci : les propriétés
pathogènes de la tuberculose bovine et de la tuberculose humaine diffèrent radicalement et la
dernière est incapable de produire une tuberculose généralisée chez les bovidés.

Nous trouvons dans la *Revue de la tuberculose*
le résumé d'un travail de laboratoire de médecins
italiens établissant le peu de virulence de la tuberculose humaine pour les bovidés.

Calmette, dans ses expériences ayant pour but
de transmettre la tuberculose par ingestion, a employé concurremment la tuberculose humaine, la
tuberculose bovine et la tuberculose aviaire. La
tuberculose bovine seule a été pathogène chez les
chevaux en expérience.

Les expériences de vaccination pratiquées à
Melun sur des veaux constituent encore une démonstration du peu de virulence de la tuberculose
humaine pour l'espèce bovidée, puisque le sérum
employé comme vaccin n'est autre chose qu'une
préparation *mystérieuse* de tuberculose humaine
fournie par Behring.

Les affirmations de Koch sur le peu de virulence de la tuberculose humaine pour les bovidés
sont donc un fait démontré et incontestable.

La réciproque est-elle vraie ? On comprend à la
fois l'importance de cette question et la difficulté
d'y répondre par la voie expérimentale ; on ne
peut, en effet, traiter l'homme comme un lot de

cobayes auxquels on pourrait injecter une culture de tuberculose bovine. Cependant, nous possédons un petit nombre de faits qui viennent démontrer l'innocuité de la tuberculose bovine pour l'espèce humaine.

M. de Jongh a publié des observations d'inoculation accidentelle de la tuberculose du bœuf. Toutes se sont limitées à un accident local, sauf le cas du chirurgien Moges qui, malgré l'extirpation de la tumeur d'inoculation, succomba à la phtisie 18 mois après l'infection. M. Garnault, membre de la Société d'anthropologie, s'est volontairement inoculé la tuberculose bovine et cette inoculation est demeurée stérile. Klumperer s'est inoculé la tuberculose bovine et cette inoculation est restée négative. Ce même médecin a pratiqué plusieurs injections de tuberculose bovine chez des phtisiques. Il aurait obtenu des améliorations passagères, mais il n'a jamais déterminé d'accidents. Enfin, à l'hôpital Saint-Jacques, nous avons pratiqué ces injections de tuberculose bovine, après avoir obtenu leur consentement, à quatre tuberculeux ; voici un extrait de ces observations :

OBSERVATION I. — *Phtisie avancée. Cavernes. Fièvre hectique. Cachexie.*

Pierre B..., 39 ans, homme de lettres, entra au sanatorium de Saint-Jacques le 6 avril 1905, et fut couché au n° 1. Ce malade avait aux deux sommets des lésions cavitaires; son expectoration très abondante contenait le bacille de Koch. La fièvre hectique était marquée par de grandes oscillations, variant de 37 le matin à 39 le soir.

Le 3 juin on lui fait une injection de 1/2 millig. de culture de tuberculose bovine, n'ayant pas passé par le cobaye et venant de l'Institut Pasteur. Le lendemain il eut 37,2 le matin et 38,2 le soir au lieu de 39,5. Puis pendant cinq jours, il oscilla autour de 38; l'état général ne fut pas modifié et bientôt l'état fébrile reprit les mêmes caractères qu'avant l'injection. Nous ne jugeâmes pas opportun de renouveler cette expérience et le malade s'éteignit quelques semaines après.

OBSERVATION II. — G.... Jules, 30 ans, entré le 22 décembre 1904 est couché au n° 4 du sanatorium. Il porte au 1/3 supérieur du poumon droit un engorgement tuberculeux caractérisé par des râles sous-crépitants et des frottements; de temps à autre il a des poussées pleurétiques très douloureuses. Ses crachats contiennent de nombreux bacilles de Koch. Sa température oscille entre 38 et 38,3. Le 3 juin, on lui pratique une injection sous-cutanée de 5 millig. de la même tuberculose bovine.. Il n'eut point la moindre réaction générale; la courbe thermique ne subit aucune modification et le lieu de la piqûre ne fut le siège d'aucun travail. Comme ce moyen n'avait produit aucune modification, nous ne l'avons pas renouvelé.

OBSERVATION III. — Mme Vve H..., âgée de 41 ans, entré le 21 mai 1905, est couchée au n° 12 de la grande salle. Phtisie très chronique, vastes cavernes dans le sommet droit avec gargouillement, nombreux bacilles dans les crachats. Râles sous-crépitants au sommet gauche. Mouvement fébrile très irrégulier. Le 3 juin, injection d'un 1/2 millig. de tuberculose bovine; cette injection ne produisit aucune modification dans la température et l'état général resta le même.

OBSERVATION IV. — M. M... Louis, âgé de 37 ans, entré le 9 juin, est couché au lit n° 1 de la grande salle. Présente tous les signes de la méningite tuberculeuse; le 14 juin, on lui fait une injection sous-cutanée contenant 5 millig. de tuberculose bovine. Le lendemain, grande amélioration, abaissement notable de la température. Le malade, qui était dans le mutisme, répond facilement aux questions. Il reconnaît ses parents. Cette amélioration ne dura pas; la maladie reprit sa marche fatale. Une seconde injection pratiquée le 23 juin ne modifia pas l'état général et fut sans aucune influence sur la température. Quelques jours après, le malade succomba à sa méningite.

De la discussion de ces faits déjà si nombreux il me semble résulter que la tuberculose humaine est certainement très peu pathogène pour l'espèce bovine et que réciproquement la tuberculose bovine ne détermine chez l'homme que des accidents locaux ; et si un doute subsiste encore sur cette réciproque, c'est uniquement à cause du petit nombre des faits d'inoculation de la tuberculose bovine à l'espèce humaine.

Si, à ce fait nouveau de l'innocuité de la tuberculose bovine pour l'espèce humaine, on veut bien joindre tous les faits qui, en clinique, démontrent l'impossibilité de la transmission de la tuberculose par l'usage du lait, du beurre et du fromage et les expérimentations sur les animaux qui montrent que cette transmission n'est possible que dans le cas particulier où l'on ne fait absorber aux jeunes animaux que du lait contenant une grande quantité de bacilles, on conclura avec nous que la transmission de la tuberculose par le lait est absolument nulle.

3° Transmission de la tuberculose par la déglutition des poussières.

Depuis le naufrage de l'hypothèse qui expliquait la transmission de la tuberculose par inhalation, l'école contagionniste a cherché son salut dans la transmission par ingestion du lait et des poussières tuberculeuses. Nous avons vu ce qu'il fallait penser de la transmission de la tuberculose par le lait. Examinons maintenant l'hypothèse de la transmission par la déglutition des poussières.

Reconnaissons d'abord que chez les animaux cette transmission est incontestable. Le cobaye qui lèche et déglutit les poussières tuberculeuses

7

devient certainement tuberculeux par la déglutition des bacilles. Il en est de même du bovidé qui se nourrit d'aliments sur lesquels son voisin tuberculeux lance en toussant des mucosités bacillifères. Et ceci nous explique comment certaines étables deviennent infectées et infectantes à la suite du passage d'animaux tuberculeux et c'est pour cela que la désinfection et l'isolement, inutiles dans l'espèce humaine, sont absolument nécessaires chez les bovidés. C'est encore pour cette raison que les vaches stabulées deviennent si fréquemment tuberculeuses et que jamais cette maladie ne se développe chez les bovidés qui vivent en plein air.

Dans l'espèce humaine les conditions hygiéniques sont bien différentes et la transmission de la tuberculose par déglutition est extrêmement rare. Elle ne se transmet guère que par la déglutition de la salive d'un malade assez avancé pour que sa bouche contienne le bacille de Koch. C'est par ce mécanisme qu'une bonne d'enfant tuberculeuse avancée rend presque fatalement son nourrisson tuberculeux dans les pays où ces femmes ont l'habitude de mettre dans leur bouche la cuillerée de bouillie ou de potage qu'elles destinent à leurs enfants.

Mais quant à la déglutition des poussières répandues dans l'air ou souillant les aliments, nous repoussons absolument cette explication de la

transmission de la tuberculose ; et nous la repoussons pour les raisons suivantes :

Nous pourrions rejeter cette hypothèse de la
déglutition des poussières par un argument unique mais qui est suffisant en médecine expérimentale, qu'elle est constituée par une simple
affirmation, sans même qu'on ait essayé d'une
démonstration de laboratoire.

Qu'on se rappelle, en outre, les beaux travaux
de Kelsch sur la composition des poussières des
chambrées et des hôpitaux, la stérilité vis-à-vis
de la tuberculose des inoculations pratiquées avec
ces poussières sur un très grand nombre de cobayes.

Cornet, lui-même, n'a-t-il pas démontré avec
quelle difficuté on arrivait à pulvériser un crachat
de phtisique et que cette poussière bacillifère
grossièrement divisée dans les chambres de malades se déposait rapidement sur le sol, en sorte
que pour la déglutir il faudrait tenir sa bouche à
la hauteur du parquet.

Quant aux poussières tuberculeuses qui vien-
draient souiller les aliments, qui a jamais constaté
un fait semblable, qui a même essayé de le constater ?

Enfin, si l'opinion de Behring, très généralement acceptée en ce moment est vraie, s'il n'existe
aucun fait prouvant la contagion dans l'âge adulte, si l'infection se produit toujours dans la première enfance, il est absurde de soutenir que la dé-

glutition des poussières bacillifères est une cause de transmission de la tuberculose, puisque les adultes sont, aussi bien que les enfants, exposés à cette déglutition.

C'est encore absurde, parce que si la tuberculose était transmise par ingestion dans l'enfance, cette maladie débuterait toujours par la lésion des ganglions mésentériques comme le prouvent les expériences toutes récentes de Calmette, ce qui n'est pas, d'après la statistique de Biedert citée un peu plus bas.

Enfin le tableau de Würzburg donne les chiffres suivants sur 10.000 *individus vivants.*

Sont atteints de la tuberculose :

De 0 à 1 ans.	23,45
De 1 à 2 ans.	20,41
De 3 à 5 ans.	6,25
De 5 à 10 ans.	4,66
De 10 à 15 ans.	5,86

(*Dictionnaire encyclopédique des sciences médicales,* article *Phtisie,* page 548). Cette statistique démontre que la tuberculose est surtout fréquente dans les deux premières années de la vie; qu'elle tombe à un chiffre infime jusqu'à 15 ans; or, ce serait le contraire s'il s'agissait des contagions ; puisque l'enfant est de plus en plus exposé à cette cause dans ses rapports sociaux.

La statistique de Biédert démontre, en effet, l'extrême rareté de la tuberculose mésentérique chez les enfants, la tuberculose, en général, étant représentée par 78 et celle des ganglions mésentériques par 4 0/0 (Straus, p. 665) ; d'où nous pouvons conclure que la transmission de la tuberculose par ingestion ne se produit, ni dans l'enfance, ni dans l'âge adulte et que le nombre des cas de contagion par cette voie se limite aux cas que nous avons cités plus haut.

CHAPITRE IV

Transmission de la tuberculose par cohabitation

Pour être complet sur ce problème de la transmission de la tuberculose de l'homme ou de l'animal malade à l'homme sain, il nous reste à examiner ces catégories de malades, dont l'étiologie tuberculeuse est représentée par plusieurs facteurs : ainsi dans le mariage et la vie familiale, à l'hôpital, dans l'armée, à l'école, à l'atelier, la transmission de la tuberculose pourrait s'effectuer par inhalation et par ingestion. Si nous voulions nous placer au point de vue du raisonnement, de la logique, nous pourrions répondre au problème posé en disant qu'ayant démontré que la transmission de la tuberculose par la voie respiratoire et par la voie stomacale, à l'exception de faits extrêmement rares et parfaitement définis, étant absolument impossible, la réunion de deux facteurs stériles ne peut produire un résultat positif. Mais nous savons trop combien les questions de biologie sont complexes, combien aussi est enracinée dans les esprits la croyance à la contagion pour que nous commettions l'imprudence de nous en rapporter à la seule logique pour établir la vérité que nous avons un si grand désir de démontrer. Aussi, nous proposons-nous d'examiner la transmission de la tuberculose dans la vie commune et dans les grandes agglomérations, en commençant par le mariage.

A. — De la transmission de la tuberculose dans le mariage.

Qui de nous n'a entendu raconter la lamentable histoire de cette jeune fille exubérante de vie et de santé, mariée à un phtisique et succombant quelques années après à la même maladie. Et combien faudra-t-il de temps pour détruire le préjugé né de cette légende, car cette prétendue histoire n'est qu'une légende et je le prouverai tout à l'heure. La mortalité et du mari et de la femme par la phtisie, en retranchant les cas où les conjoints sont de souche tuberculeuse, est représentée par le chiffre de 3 0/0. Le fait de la tuberculose des deux époux constitue une rareté si grande qu'il se passe souvent des mois à mon dispensaire sans qu'on puisse le constater.

Maintenant que dans les quelques phrases qui précèdent nous avons pu faire voir les grandes lignes du problème que nous examinons en ce moment, arrivons aux preuves directes. Dans notre livre sur la tuberculose, publié en 1899, nous avons rapporté 134 observations de phtisie dans le mariage.

Sur ces 134 observations, 77 fois les femmes sont mortes phtisiques et les maris ont survécu de longues années ; 51 fois les maris sont morts tuberculeux et les femmes ont survécu sans présenter de signes de contagion. Dans 6 cas les deux conjoints ont été frappés de tuberculose, mais dans trois de ces cas existaient une tare héréditaire, ce qui nous donne comme résultat statistique, sur 131 couples où l'un des époux étaient tuberculeux, 3 fois seulement la tuberculose a été double.

Depuis, nous avons continué notre statistique, en nous adressant, non plus cette fois à la clientèle riche, mais aux milieux ouvriers qui fréquentent nos dispensaires. Nous avons recueilli des notes détaillées sur 26 cas de femmes phtisiques n'ayant pas communiqué la tuberculose à leurs maris, et 59 cas d'hommes phtisiques n'ayant pas communiqué la maladie à leurs femmes. Enfin, dans trois cas, le mari et la femme sont morts phtisiques. Ce qui fait à peine plus de 3 0/0.

On trouvera peut-être nos chiffres beaucoup trop faibles pour trancher une question d'hygiène aussi importante. Mais les *Annales d'hygiène publique* (nov. 1905, p. 494), nous fournissent des renseignements absolument convaincants. Les

recherches de Thom au sanatorium de Hohen-
honnef lui ont fourni 402 observations ; sur ces
402 cas 12 fois seulement la transmission de la
tuberculose du malade au conjoint bien portant
est, sinon indiscutable, au moins très vraisembla-
ble. Dans 13 autres cas, l'infection reste douteuse
et même improbable. Dans tous les autres cas
le conjoint, malgré les longues années de vie
commune et les soins donnés au malade, est resté
en bonne santé. C'est donc une proportion qui se
rapproche beaucoup de la nôtre, puisqu'elle est
de 3 0/0.

Jacob et Paunwitz ont relevé des observations
sur 1.550 ménages. Sur ces 1.550 ménages, 134
fois les deux époux étaient tuberculeux ; mais
56 fois seulement la tuberculose pouvait être attribuée d'une façon certaine à la contagion, soit
une proportion de 3,6 0/0.

De ces chiffres suffisamment nombreux, puisqu'ils dépassent 2.000 cas, on pourrait conclure
qu'il n'existe pas de contagion de la tuberculose
dans le mariage. Cette conclusion serait justifiée
si nous possédions un pourcentage exact de la
morbidité tuberculeuse. Cet élément nous fait encore défaut il varie d'après les pays de 60 à
300 pour 10.000. La morbidité par tuberculose
dans le mariage étant, d'après les chiffres précédents, de 3 0/0, ce chiffre représente 300 pour
10.000, et quoique nous soyons un adversaire de
la doctrine contagionniste, nous trouvons que ce

chiffre démontré un certain degré de contagion dans le mariage.

Nous tenons à rappeler la situation que nous avons prise ; dans la discussion sur la contagion de la tuberculose toutes les fois que nous avons pu constater la transmission du bacille de Koch, par inoculation ou par ingestion, nous nous sommes empressés de proclamer la contagion de la tuberculose dans les cas définis et limités, où la clinique l'avait démontré. Nous avons vu, quelques lignes plus haut, que l'ingestion chez l'enfant d'aliments souillés par la salive bacillifère des nourrices était une cause de transmission de la tuberculose; et nous sommes tout prêts à admettre que dans le mariage il existe des faits analogues dus à certaines privautés, sur lesquelles il est inutile d'insister. Mais, comme pour la transmission par inoculation et par ingestion, ces faits constituent des exceptions excessivement rares, et ce chiffre de 3 pour 100 dans le mariage réduit à néant les affirmations des médecins qui considèrent comme un dogme que la contagion de la tuberculose est aussi grande que celle des fièvres éruptives.

B. — Transmission de la tuberculose par cohabitation.

On rencontre encore les conditions de cohabitation dans les sanatoria, les hôpitaux, les ateliers, l'armée, les couvents.

Nous n'avons de renseignements précis que sur les sanatoria, les hôpitaux et l'armée.

1° — *Transmission dans les sanatoria et les hôpitaux.*

Les grandes agglomérations de phtisiques telles qu'on les rencontre dans les *sanatoria* constituent un argument puissant de la *non-contagion* de la phtisie.

La supérieure des religieuses de Villepinte m'a affirmé que, depuis dix ans que ce sanatorium est ouvert, aucune religieuse n'a été atteinte de phtisie.

M. Ferrand a affirmé qu'au *sanatorium d'Argelès* on n'a constaté aucun cas de contagion depuis dix ans (Congrès de 1888, page 489).

A Soden, village où les phtisiques viennent en grand nombre passer une partie de l'année, et où ils sont soignés par les gens du pays qui reviennent habiter les chambres occupées par les phtisiques, la mortalité par tuberculose n'a pas augmenté. Le Dr Hopt (de Soden) a fait aux bains de Soden les observations suivantes :

Parmi les 1.500 habitants du lieu, il y a 101 loueurs. Dans la plupart des maisons, les femmes, avec leurs sœurs et leurs filles, soignent les phtisiques ; dans quelques maisons, les femmes sont secondées par des bonnes qui viennent des villages voisins ; celles-ci font le lit des malades, nettoient les chambres, époussètent les tapis, éloignent les crachats, travail qui expose bien à la contagion. En hiver la famille du loueur habite les mêmes chambres que les phtisiques ont occupées pendant l'été. Depuis 1855 jusqu'en 1888 (34 ans) 48 des 288 loueurs sont morts ; 10 ont succombé à la phtisie pulmonaire. Chez 6 existait une disposition héréditaire. De 415 bonnes, 17 sont mortes : 5 de la phtisie. Quant à la mortalité générale de Soden, sur 76 cas de mort pendant les trois dernières années, il y a eu 7 cas par la tuberculose, dont 2 cas de méningite et 1 cas d'ostéite chez les enfants. Des 4 autres phtisiques, il n'y en avait qu'une qui était en rapport avec les malades, encore était-elle alcoolique, fille de mère alcoolique et phtisique.

« Ces observations, on doit le confesser, parlent tout à fait contre la contagiosité de la phtisie ». (*Progrès médical*, 28 juin 1890).

A Falkenstein, dans le Taunus, il n'y a pas eu, pour une période de quinze années, un seul cas de tuberculose contractée dans l'établissement par le personnel servant; et, pourtant, il y avait des individus qui vivaient dans le sanatorium depuis sept ans.

La même immunité a été constatée à Gœrbersdorf, en Silésie, et à Davos.

Madère est aussi un sanatorium pour la phtisie. Depuis près d'un siècle, cette localité reçoit un nombre considérable de malades atteints de tuberculose. D'autre part, des familles anglaises, allemandes, suédoises, hollandaises, sont établies depuis plusieurs générations à Madère. Les membres de cette colonie européenne ont des relations incessantes avec les étrangers phtisiques ; ils habitent les mêmes maisons et souvent les mêmes appartements qu'eux et sont, par conséquent, soumis à de nombreuses causes d'infection. Or, il ressort de tableaux dressés par Langerhaus que la tuberculose s'observe presque exclusivement dans les familles entachées du vice héréditaire, tandis que les autres, exposées cependant aux mêmes causes de contagion, restent indemnes.

Nous trouverons dans le livre du Dr Lauth, sur le traitement de la tuberculose par les altitudes le passage suivant qui démontre une fois de plus que la contagion d'homme à homme n'a aucun fondement : « Je connais un village à 1.300 mètres d'altitude qui, depuis dix ans au moins, est fréquenté par les tuberculeux. Les habitants y mènent pendant tout l'hiver la vie la moins hygiénique qui se puisse concevoir ; ils vivent entassés dans des chalets, dont les ouvertures laissent à peine entrer l'air et la lumière. Actuellement, on n'y connaît pas encore un tuberculeux et les malades qui viennent séjourner l'hiver n'y ont pas observé la moindre hygiène de l'expectoration ; les crachoirs y sont inconnus » (page 191).

Est-il une démonstration plus saisissante de la

8

non contagion dans l'espèce humaine et quelle critique amère des crachoirs hygiéniques et obligatoires ?

Et pourtant l'auteur est contagionniste, car il ajoute : « Un jour évidemment on observera quelque cas de contamination. »

Evidemment me plaît : ce mot dispense de toute démonstration. Mais, si le Dr Lauth veut me permettre une prophétie, ce fait arrivera le jour où l'un de ces tuberculeux propagera sa race et sa maladie, de complicité avec une des habitantes du village.

Brompton hospital nous donne les statistiques des cas de phtisie qui survinrent parmi le personnel de l'hôpital de Brompton, d'après les recherches du Dr C. Théodore Williams.

Elles embrassent une période de trente-sept ans. Les trois quarts des cas admis dans l'hôpital sont tuberculeux ; les autres consistent en maladies de cœur ou autres affections de la poitrine.

La consultation externe dans le vieil hôpital était très défectueuse : les chambres petites et encombrées journellement de 200 à 300 patients qui auraient pu être une source de danger pour les médecins, les élèves et les porteurs.

Le *médecin en chef* a ses appartements dans l'hôpital, et aussi les médecins internes qui restent six mois.

Il y eut 4 médecins en chef : aucun n'eut la phtisie.

Sur 150 *internes*, 3 devinrent tuberculeux, 1 seul contracta la phtisie dans l'hôpital. Un autre avait eu une hémoptysie avant de venir y demeurer, et chez le 3°, la maladie apparut deux ans après.

Les *surveillantes* étaient 6 en tout. Aucune n'eut la phtisie. Elles y restèrent de nombreuses années. Il y eut 101 *infirmières*, 3 moururent de phtisie après leur départ de l'hôpital. 1 seule eut la phtisie pendant son séjour à l'hôpital.

Les *filles de salles* balayaient et nettoyaient les planchers plusieurs heures par jour. Aucune n'eut la tuberculose.

Il y eut 20 *domestiques* qui attendaient dans les salles de consultation et aussi dans l'amphithéâtre. Ils portaient les corps.

Parmi eux il n'y eut aucun cas de phtisie.

Il y eut 9 *secrétaires* et *employés*. Aucun ne contracta la maladie.

Sur 22 *économes*, 3 moururent de phtisie. L'un d'eux était ivrogne ; un autre prit la maladie deux ans après son départ, un mourut de phtisie dans l'hôpital.

Deux conservèrent leur emploi pendant vingt ans.

Il y eut 29 *médecins* ou *assistants*-médecins, 8 moururent ; 1 seul de phtisie (*The Practictioner Journal*, Juin 1898).

En trente-sept ans, dans un hôpital qui a reçu 13.262 malades en vingt ans, sur 341 médecins

ou infirmiers, 15 furent atteints de phtisie 4,39
pour 100 !

Il faut encore remarquer que dans l'hôpital de
Brompton un quart des malades sont atteints d'affections du cœur et de catarrhe chronique des
bronches, que ces malades ne sont pas isolés des
tuberculeux, que jamais on n'a signalé un cas de
contagion et que, jusqu'en 1882, les *crachoirs*
n'étaient l'objet d'aucune mesure de désinfection.

2°. — *Transmission aux médecins et aux infirmiers.*

Que n'a-t-on pas dit sur la transmission de la
phtisie aux étudiants en médecine et surtout aux
infirmiers ? Nous avons vu, par l'histoire de
Brompton-hospital et par les sanatoria, ce qu'il
fallait penser de ces exagérations.

Le Dr Kelsch avait déjà protesté à l'Académie
de médecine contre l'opinion fantaisiste qui attribue aux infirmiers militaires une mortalité considérable par tuberculose. Il nous envoie aujour-
d'hui un tableau statistique d'où il résulte que les
infirmiers militaires occupent un rang moyen
dans l'armée comme mortalité par tuberculose.
En effet, la tuberculose chez les infirmiers est représentée par 5,61/1.000, tandis que dans l'in-
fanterie elle est représentée par 8,72/1.000.

Du reste voici ce tableau avec tous ses détails :

TUBERCULOSE

Pertes dues à la tuberculose (décès, retraites et réforme)
par arme en 1804. — 7,76 pour 1.000 hommes.

Classement	ARMES	Réformés 0/00	Décès 0/00	Total
1er	Compagnies de cavalerie de remonte.....	0.87	»	0.87
2e	Compagnies de pionniers et de fusiliers de discipline......	»	0.89	0.89
3o	Légion de la garde républicaine..	0.67	1.34	2.01
4e	Régiment de sapeurs-pompiers.......... ...	1.29	1.76	3.05
5e	Compagnies d'ouvriers d'artillerie et d'ar-tificiers.....	3.06	0.25	3.31
6e	Sections de secrétaires d'état-major et de recrutement..	2.61	1.04	3.65
7e	Régiments de chasseurs d'Afrique........	3.62	0.40	4.02
8e	Régiments de zouaves	3.61	0 66	4.27
9e	Régiments de spahis...	2.62	1.84	4.46
10e	Sections de commis et ouvriers militaires d'administration..	4.38	0.35	4.73
11e	Bataillons de chasseurs à pied.....	3.94	0.81	4.75
12e	Sections d'infirmiers militaires....... ..	4.78	0.83	5.61
13e	Régiments de tirailleurs algériens........	4.00	1 71	6.71
14e	Régiments étrangers.....................	4.97	1.79	6.76
15e	Régiments de cavalerie...............·...	5 65	1.15	6 80
16e	Régiments du génie......	6.78	0 41	7.19
17e	Bataillons d'artillerie de forteresse........	6 43	1.04	7.47
18e	Régiments d'artillerie, d'artillerie-ponton-niers..	6.86	0.95	7.81
19e	Escadrons du train des équipages mili-taires................................	7.26	1 05	8 31
20e	Régiments d'infanterie de ligne	7.70	1.02	8.72
21e	Bataillons d'infanterie légère d'Afrique...	8.05	0.69	8.74
22e	Prisons, pénitenciers et ateliers de tra-vaux publics......................	6 59	2.36	8.95
	Dans toute l'armée..............	6.55	1.01	77 5

Ceci constitue un document scientifique auquel
on ne peut opposer les *affirmations* qui se répè-
tent de confiance sur la mortalité des infirmiers
par phtisie pulmonaire.

8.

Ainsi s'écroule pièce à pièce toute cette fantas-
magorie de la contagion par cohabitation (1).

Quant à la transmission de la tuberculose dans
les écoles, les ateliers et autres lieux analogues,
nous ne possédons guère que des anecdotes et
non des faits recueillis avec toute la rigueur
qu'exige de semblables documents. Ainsi Brouardel, dans son livre : *La lutte contre la tuberculose*, traite dans différents chapitres de la tuberculose dans les milieux collectifs. J'ai le regret
de n'avoir trouvé dans ces différents chapitres
que des affirmations d'hommes incompétents,
c'est-à-dire étrangers à la science médicale ou
des statistiques incomplètes, surtout beaucoup
d'affirmations (2). C'est toujours *on* qui a vu et

---

(1) La Société de Berlin, dans la séance du 1er mars 1899,
nous fournit le document suivant qui confirme notre opinion :

M. *Fürbringer*. — A l'hôpital de Friedrichshain, sur 108
infirmières, 3 seulement sont devenues tuberculeuses, et
encore faut-il tenir compte qu'une d'elles était issue de
phtisiques et qu'une autre était certainement tuberculeuse
avant de venir à l'hôpital.

D'après une statistique que j'ai établie moi-même, sur
708 religieuses, dont 94 sont restées de cinq à quinze ans
dans les hôpitaux, 13 sont devenues tuberculeuses, mais
chez 6 il existait des antécédents héréditaires et chez 6 autres le début de l'affection était antérieur à leur entrée
dans les hôpitaux. Ces chiffres diffèrent beaucoup de ceux
qu'indiquent M. Cornet (63 0/0) et M. von Ziemssen
(50 0/0).

J'estime donc que l'isolement des tuberculeux est une
mesure complètement inutile, car, ce qui domine l'étiologie de la tuberculose, c'est l'hérédité et la question du
terrain.

(2) Le Dr Gourichon, médecin inspecteur des écoles pri-
maires de la Seine, a communiqué au Congrès de 1905

qui rapporte. Or, qu'est-ce que *on* ? Joseph de
Maistre l'a dit avec autant de justesse que d'é-
nergie : « *On* est un sot. » Qu'est-ce que prouve
l'histoire des blanchisseuses de M. Landouzy ?
La phtisie, si fréquente chez les blanchisseurs et
les blanchisseuses de Sèvres et de Boulogne, ne
peut-elle pas s'expliquer par l'habitude des alcools et les mœurs légères de cette classe de tra-
vailleurs. Si le contact et les manipulations des
linges souillés par les crachats tuberculeux
étaient la cause de la fréquence de la phtisie chez
les blanchisseuses de la banlieue parisienne, com-

(T. II, p. 806) une note qui démontre, contrairement à l'o-
pinion générale et à celle de M. Brouardel, la rareté de la
tuberculose chez les instituteurs. Voici les chiffres sur lesquels est basé ce document.

La Société de secours mutuels des instituteurs publics
de la Seine dont le chiffre des membres qui s'est élevé en
10 ans de 185 à 265, n'a présenté pendant cette période
que 12 cas de tuberculose.

La Société antituberculeuse de l'Enseignement primaire
de la Seine a présenté de 1902 à 1903, sur 2215 membres,
85 cas de tuberculose dont 65 fermées et 20 ouvertes —
en 1904 sur 2.475 membres, 109 cas de tuberculose, dont
24 seulement ouvertes, et 3 décès seulement, — enfin en
1905, sur 2.862 membres et 1.024 consultants, 50 cas seulement de tuberculose.

De plus le total des membres de l'enseignement de la
Seine étant de 7.154, on n'y trouve que 60 cas de tuberculose avérée, ce qui donne une proportion pour Paris
même de 0.85 0/0 et pour la banlieue de 0.75 0/0.

Comme exemple d'anecdote dues à des incompétents et
cependant rapportées par Brouardel comme des faits scientifiques, nous reproduisons *l'histoire* suivante rapportée

ment cette cause de contagion resterait-elle stérile
chez les blanchisseuses disséminées dans le can-
ton de Longjumeau, par exemple ?

---

par un monsieur, d'une étude de notaire où se rencontrait
un malheureux clerc phtisique qui expectorait dans un
crachoir rempli de sable sec; mais par malheur, le crachoir était placé auprès de la bouche du calorifère ; « l'air
chaud desséchait rapidement les crachats, et les bacilles,
mêlés à la poussière, *voltigeaient* dans la pièce, où de nombreux jeunes gens travaillaient en commun » (p. 75). En
une année, 6 clercs succombèrent à une attaque de phtisie
aiguë.

Apporter une semblable anecdote à l'appui de la démonstration de la contagion tuberculeuse indique un état
d'âme bien spécial. Il faut que l'intelligence ait été sur-
chauffée par l'idée obsédante de la contagion pour qu'un
homme de la science de M. Brouardel aille croire et ose
imprimer qu'il se soit rencontré dans une étude de notaire 6 clercs emportés par la phtisie aiguë en l'espace
d'un an. Ceci rappelle les 13 jeunes filles de Chartres, succombant à la tuberculose infectées par le lait d'une vache
dont elles n'avaient jamais bu une goutte ! Mais tout dans
ce fait rapporté par M. Brouardel est ridiculement faux.
On donne pour cause à la contagion dans cette étude de
notaire l'expectoration bacillifère desséchée par le voisinage d'un calorifère ; qui a constaté que les crachats
étaient desséchés dans le sable du crachoir ; si on y avait
regardé, on aurait trouvé non pas une poussière impal-
pable mais des magmas irréguliers et incapables de quitter
le vase où ils étaient réunis ; et qui mesurera la
force de l'imagination qui a vu le sable mêlé aux poussières desséchées voltiger dans l'étude et se présenter à la
respiration des clercs penchés sur leurs bureaux. Mais c'est
donc en vain que Kelsch a mesuré la force des courants
d'air nécessaires pour élever jusqu'à la hauteur des voies
respiratoires les poussières bacillifères ? Non, si pour faire
plaisir à M. Brouardel je veux bien accepter que l'expectoration mélangée au sable a été entièrement desséchée,
je ne puis lui accorder qu'un courant d'air soit venu sou-
lever dans l'étude de notaire cette poussière infectieuse.

CHAPITRE V.

CONCLUSIONS

Les expériences de Villemin (1), confirmées par les travaux de laboratoire, ont mis hors de doute la transmission de la tuberculose d'un animal malade à un animal sain par inoculation et par ingestion. La transmission de la tuberculose aux animaux par la respiration de poussières desséchées, a été démontrée fausse par le plus grand nombre des expérimentateurs ; et, si la respiration de poussières mélangées à un liquide et pulvérisées est presque toujours suivie de contagion, c'est très probablement parce que les animaux en expérience déglutissent l'eau chargée de bacilles. C'est pour cette même raison que Cornet a produit chez le cobaye, la transmission de la tuberculose par la pulvérisation de crachats desséchés ; les cobayes, séjournant au milieu des poussières, ont pu les déglutir, et c'est pour cela qu'un grand nombre sont tombés malades.

Dans l'espèce humaine, nous avons recueilli

(1) J. VILLEMIN, *Etude sur la tuberculose*, Paris, 1868.

avec le plus grand soin tous les cas dans lesquels il y a eu transmission de la tuberculose de l'homme malade à l'homme sain ; par injection, nous avons trouvé 2 cas d'inoculation volontaire, une vingtaine de blessures anatomiques et enfin, un nombre inconnu, mais nécessairement limité, de contagion par la circoncision rituelle ; nous n'avons trouvé aucun cas de transmission par la respiration des poussières bacillifères ; ajoutons qu'aujourd'hui le laboratoire et la clinique pensent comme nous sur ce sujet.

Quant à la transmission par ingestion, si nous sommes parvenus à convaincre nos lecteurs de l'impossibilité de transmettre la tuberculose par la viande et le lait des bovidés, il ne restera guère pour le chapitre de la contagion que les quelques cas de la transmission par la salive dans les aliments ou autrement.

Toutes ces sources de contagion réunies représentent un chiffre infiniment petit, si on le compare à celui des 150.000 tuberculeux qui, chaque année, succombent en France.

Mais alors, d'où viendrait donc le nombre sans cesse croissant de tuberculeux ? Nous devons maintenant exposer la doctrine opposée à celle de la contagion : la tuberculose est une maladie *héréditaire* et *familiale*, peut-être même est-elle *spontanée* dans un certain nombre de cas.

Mais, avant d'aborder ce chapitre, il est de notre devoir de demander compte à l'école conta-

gionniste des mesures aussi puériles que vexatoires édictées contre les tuberculeux. La crainte de
la contagion par la poussière desséchée des crachats tuberculeux, aujourd'hui reconnue absolument impossible, a jeté les médecins et le public
dans un état d'esprit qui constitue une folie fu-
rieuse. Les ouvriers et les domestiques, encore
assez valides pour gagner leur vie et celle de leur
famille, ont été expulsés des ateliers et des maisons où ils travaillaient ; on leur a déclaré
brutalement qu'ils étaient atteints de tuberculose
ouverte, qu'ils étaient pour leur entourage une
source d'infection, d'où ils pouvaient logique-
ment déduire cette conclusion consolante qu'ils
étaient atteints d'une affection incurable et
promptement mortelle.

A propos de la déclaration de la tuberculose et
de l'isolement des malades, n'avons-nous pas lu
dans la discussion académique l'exemple de malheureux expulsés de leur domicile à la suite de
la divulgation officielle de leur maladie (1) ? Nous

---

(1) Nous tenons à rapporter encore quelques témoigna-
ges tout à fait suggestifs. C'est d'abord le professeur
Brouardel (BROUARDEL, *La lutte contre la tuberculose*,
1901), démontrant par des faits les douloureux inconvé-
nients qui résultent pour les tuberculeux de cette funeste
hypothèse de la contagion.

1º Voici un honnête ouvrier qui est renvoyé de l'hôtel
qu'il habite, parce que le logeur a appris qu'il avait fait
un séjour à Angicourt.

2º Un domestique, atteint au premier degré d'une tuberculose fermée, déclare qu'il ne peut plus revenir au

avons vu pire encore : à l'hôpital, des pères et des mères sont venus nous prier, dans la crainte de la contagion, de ne pas leur renvoyer de malheureux phtisiques qui désiraient quitter l'hôpital. Et je n'aurais pas le droit de qualifier d'abominables les conclusions d'une doctrine qui engendre dans les âmes une défaillance telle qu'on repousse loin de soi de malheureux malades que l'affection de leurs proches et des soins assidus pourraient peut-être guérir et certainement consoler à leur dernière heure !

Et j'ajoute que ces mesures barbares reposent

---

dispensaire, parce que si ses patrons le savaient, il perdrait sa place.

3° Un journalier, phtisique au deuxième degré, mais encore vigoureux et pouvant travailler, est mis à la porte de la chambre qu'il occupe dans un garni, parce que le service sanitaire a fait désinfecter son logement.

4° Un palefrenier est congédié parce qu'on a su qu'il venait au dispensaire.

5° Ce cas est plus curieux.

Une femme de chambre avait un salaire de 40 francs par mois. La maîtresse apprend qu'elle fréquente le dispensaire et la met dans l'alternative, ou de quitter immédiatement la maison, ou d'accepter une réduction de gages de 15 francs par mois.

6° Un homme de vingt-sept ans, tuberculeux au deuxième degré, ayant vécu dans sa famille, sort de l'hôpital Beaujon, le 19 janvier. Ses parents refusent de le recevoir à nouveau chez eux, dans la crainte qu'il ne contagionne ses frères.

Le malheureux couche à l'asile de nuit ; il essaye de gagner quelques sous en ouvrant les portières... J'ajoute, comme trait particulier, que ce malade a fait preuve d'une vraie grandeur d'âme. Quand il revient au dispensaire pour chercher des bons de viande crue et des médicaments;

sur une *opinion scientifique*, c'est-à-dire sur tout
ce qu'il y a de plus changeant dans la science et
que cette opinion, qui a engendré tant de compli-
cations douloureuses autour des phtisiques,
n'existe plus aujourd'hui pour les médecins au
courant de la question, mais qu'elle constituera
encore pendant longtemps un préjugé durable
pour la foule et même pour ces médecins qui
croient toujours que tout est arrivé et qui ont
l'habitude de vivre sur leur passé.

---

et que la dame assistante qui s'occupe de lui manifeste
quelque pitié, il répond : « C'est vrai, Madame, je suis
bien misérable, mais il y a encore un moyen de se consoler, c'est de regarder au-dessous de soi. »

7° Un dernier fait.

Une dame amène sa femme de chambre à la consultation
en paraissant l'entourer d'une grande sollicitude. Elle déclare au médecin que la jeune fille tousse quelquefois,
qu'elle désire absolument savoir ce qu'elle a, que lui portant le plus vif intérêt et étant très satisfaite de son service, elle tient à lui faire donner tous les soins nécessaires.
Or, la jeune fille est atteinte de tuberculose, mais de tuberculose fermée.

Les deux femmes s'en vont ; à peine arrivée dans la rue,
la maîtresse accable d'injures cette servante qu'elle pré-
tendait beaucoup aimer. Elle pousse des hurlements,
ameute les passants, traite la pauvre fille de « peste qui
infecte la maison », et lui défend d'y rentrer.

Les malades sortant d'Angicourt ont déjà adressé deux
pétitions à la Commission permanente de préservation contre la tuberculose, pour demander qu'on s'occupe d'eux,
déclarant qu'ils sont marqués d'une tare indélébile, qu'ils
ne peuvent trouver de travail nulle part, etc.

Tous ces faits sont loin d'être isolés : j'en ai recueilli
un nombre considérable. Quand la déclaration obligatoire sera votée, que deviendront tous ces pauvres gens ?
(*Académie de Méd.*, 6 mars, p. 308.)

9

DEUXIÈME PARTIE

HÉRÉDITÉ ET SPONTANEITÉ DE LA TUBERCULOSE

CHAPITRE PREMIER

HÉRÉDITÉ

On peut dire que, de tout temps, la généralité des médecins a considéré la tuberculose comme une maladie héréditaire et familiale ; il a fallu la transmission presque toujours certaine du bacille de Koch de l'homme ou de l'animal malade à l'homme sain pour obscurcir la notion traditionnelle de l'hérédité de la phtisie. Si, en outre, on veut tenir compte de l'indifférence, pour ne rien dire de plus, des médecins contemporains, vis-à-vis des notions de pathologie générale, on comprendra jusqu'à quel point la notion de l'hérédité des maladies et celle de la tuberculose en particulier, est considérée comme un élément étiologique obscur, mal défini, mal démontré et, généralement, relégué parmi les quantités négligeables.

Cet état d'esprit, si communément répandu aujourd'hui parmi les médecins, offre un double danger : il consacre une erreur pathologique, mais surtout il engendre une pratique détestable ; la contagion étant tout, l'hérédité n'étant rien, on fait bon marché des réserves et des avertissements qui, autrefois, portaient les médecins à déconseiller les unions avec les familles tuberculeuses ; on pousse ses clients aux plus douloureuses aventures en leur laissant croire que la contagion seule est à redouter. Les clients, confiants dans ces promesses qui peuvent flatter leur intérêt et leur amour-propre, associent leur sort à un compagnon qui évolue dans la phtisie, tandis que leur descendance est une succession de deuils d'autant plus renouvelés qu'ils auront vécu plus longtemps. Nous savons tous, en effet, à quelle hauteur s'élève la puissance prolifique des tuberculeux dans de semblables conditions, les enfants disparaissent en série, la plupart frappés de méningite tuberculeuse et, si nous voyons un certain nombre de sujets directs échapper à la tare héréditaire, souvent la maladie, réapparaissant sur la 2ᵉ ou 3ᵉ génération, vient compléter son œuvre.

Les éleveurs d'animaux sont plus prévoyants. Un étalon n'est autorisé à faire la monte que s'il présente à l'Etat les garanties nécessaires ; les cornards et les poussifs sont impitoyablement éliminés comme dangereux pour leur descendance.

Nous n'avons donc pas cru devoir nous contenter d'exposer l'histoire clinique de l'hérédité tuberculeuse ; trop de préjugés obscurcissent cette question. Nous exposerons ce qui a trait a l'hérédité physiologique, nous montrerons que cette hérédité a ses lois, et que ces lois dissiperont, nous le croyons, toutes les obscurités qui entourent encore l'hérédité pathologique, laquelle est soumise aux mêmes règles que celles de l'hérédité physiologique.

L'hérédité est donc la grande loi qui assure la continuité d'espèce ; elle transmet par génération des cellules douées de toutes les propriétés contenues dans les ascendants ; c'est l'atavisme pris dans son sens général. Mais, à côté de cette première loi, qui constate dans le fils tous les caractères de l'espèce contenus dans le père, existe une autre loi dénommée INNEITÉ, par Prosper Lucas (1), qui régit les caractères plus ou moins différents des êtres continuant l'espèce,

---

(1) PROSPER LUCAS, *Traité physiologique et philosophique de l'hérédité naturelle*, Paris, 1847-1850.

c'est-à-dire les caractères constituant L'INDIVIDUA-
LITÉ.

Des recherches modernes nous ont fait connaître la succession des phénomènes de la génération dans les espèces supérieures. La fécondation résulte toujours de la pénétration de la cellule mère fournie par la femelle, par le spermatozoaire fourni par le mâle.

La cellule mère s'isole et se rapproche de la
surface de l'ovaire ; elle envoie même en dehors
un prolongement dans lequel s'engage le spermatozoaire qui la pénètre profondément. De cette
union, résulte une cellule fécondée, le commencement du nouvel être. Le noyau de la cellule
mâle se divise en deux ; le noyau de la cellule femelle en fait de même ; alors un demi-noyau mâle
s'unit à un demi-noyau femelle pour former le
noyau de la première cellule du nouvel être.

Toute cellule fécondée contient donc des éléments paternels et des éléments maternels com-
binés. Ces éléments contiennent, avec les cellules
qui caractérisent et conservent l'espèce, certaines
tares dues aux maladies des générateurs.

Si l'élément paternel et l'élément maternel se
trouvaient être en partie égale dans la cellule fécondée, si de plus, ces cellules étaient douées de
la même énergie, les produits se ressembleraient
toujours. L'expérience nous démontre, au contraire, des différences individuelles considéra-

bles qui tiennent des prédominances non encore
expliquées chez l'un ou l'autre des deux générateurs ; d'où les différences formulées par la loi
d'INNEITÉ.

Nous l'avons déjà dit, l'hérédité maintient les
grands caractères de l'espèce ; ainsi, dans les
unions mixtes entre individus de races noires, de
races jaunes et de races blanches, il se produit
une sorte de métissage qui partage les influences paternelle et maternelle ; dans le métissage
nègre, si le blanc continue à intervenir, les produits passent successivement du demi-sang au
quarteron et pour arriver, progressivement, après
plusieurs générations, à constituer une variété
nouvelle qui ne garde guère du nègre primitif,
que certaines aptitudes et notamment cette tache
de la racine de l'ongle, qui révèle encore après
des échelons successifs nombreux, l'origine afri-
caine.

Si on étudie la marche héréditaire dans la même race, on ne rencontre plus les influences régu-
lières que nous avons signalées dans l'union de
la race blanche et de la race nègre. Si, par exemple, de deux générateurs, l'un appartient à la
variété blonde et l'autre à la variété brune, on
pourra observer trois résultats différents. Quelquefois, les enfants représentent deux catégories
distinctes, les uns, les garçons, par exemple, sont
blonds et les autres, les filles, brunes, ou réciproquement ; dans un autre cas, ils sont inégalement

mélangés, blonds ou bruns, quelques-uns présentant des nuances intermédiaires et communes aux
deux.

On observe quelquefois dans une famille de
blonds ou de bruns, un rejeton avec les cheveux
rouges.

En résumé, dans l'hérédité, physiologique, le
nouvel être possède à la fois tous les caractères
communs à son espèce, et, en outre, les caractères particuliers qui constituent son individualité.
Parmi ces derniers, il faut noter des ressemblances des traits, des allures, des habitudes, des pas-
sions, des aptitudes, qui font retrouver chez le fils
l'image des deux générateurs. Cette image revêt
tantôt la prédominance paternelle, tantôt la prédominance maternelle, d'autres fois, elle présente
un mélange des qualités paternelles et maternel-
les.

Parmi les caractères individuels, quelques-uns
se montrent au même âge que chez celui des générateurs qui l'a présenté. Nous retrouverons
cette particularité dans l'hérédité morbide.

Un autre phénomène qu'on retrouve aussi dans
l'hérédité morbide, c'est l'apparition, au milieu
de produits appartenant tous à la même variété,
d'un individu portant des caractères tout à fait
différents et dont on retrouve la souche dans les
générations quelquefois fort éloignées. C'est ainsi
que le pigeon, appartenant depuis longtemps à

une variété déterminée, comme le pigeon voya-
geur, par exemple, présente tout à coup, dans sa
descendance, un individu porteur, comme le pigeon de roche, de plumes bleues. De même, dans
la famille humaine, parmi les enfants appartenant
à la variété brune, par exemple, on voit apparaître un rejeton ayant la peau, l'iris et la chevelure
des roux.

Remarquons enfin que, dans l'hérédité, il y a
des caractères dont la transmission est fatale ; ce
sont les caractères de l'espèce ; tandis que la
transmission des caractères individuels est absolument variable. Or, les maladies sont des états
accidentels ; aussi leur transmission héréditaire
est-elle variable.

Ce qui précède doit nous faire comprendre
qu'une maladie n'est jamais fatalement héréditaire, qu'elle peut manquer chez le descendant,
mais qu'inversement, toute maladie qui se manifeste sur un descendant provient des générateurs
immédiats ou d'ancêtres plus ou moins éloignés.
Il est à peine nécessaire de faire remarquer que,
quand nous parlons d'états pathologiques héréditaires, nous parlons de *maladies* et non de lésions ou de mutilations qui, fussent-elles conti-
nées pendant des siècles, comme la circoncision
rituelle, ne sont jamais héréditaires.

L'hérédité pathologique doit être considérée
dans les maladies sans microbes et dans les maladies avec microbes. Dans les premières, la pré-

disposition seule est transmise héréditairement ;
les circonstances adjuvantes, les causes occasionnelles sont habituellement nécessaires pour développer la maladie. Souvent, la maladie se développe sous la même forme et au même âge que
chez le générateur, ce qui causa l'ébahissement
de Montaigne quand il constata qu'il avait contracté, comme son père, un calcul de la vessie,
et au même âge que lui. D'autres fois, au contraire, l'espèce morbide se transmet sous des formes différentes des parents aux enfants; la goutte
étant remplacée par la lithiase biliaire ou uri-
naire ou par la dyspepsie.

Dans la transmission héréditaire des maladies
microbiennes, la prédisposition, même aidée des
circonstances adjuvantes, ne suffirait pas ; il faut
encore la transmission du microbe, du germe.
Nous avons écrit *ne suffirait pas*, pour nous con-
former à l'opinion universelle ; car s'il était démontré que les maladies à microbes peuvent
quelquefois être spontanées, on serait contraint
d'admettre que l'hérédité de la graine n'est pas
toujours nécessaire.

Nous voilà donc arrivés à l'hérédité de la tuberculose, maladie à microbe. Nous nous proposons de démontrer l'hérédité de cette maladie :
1° par son analogie avec deux maladies microbiennes incontestablement héréditaires, la syphilis et la lèpre ; 2° par les travaux de laboratoire
qui démontrent la possibilité :

a) Du transport d'un bacille paternel véhiculé directement par le spermatozoaire dans l'ovule au moment de la fécondation.

b) Du passage du bacille d'une mère tuberculeuse à travers le placenta pour contaminer le fœtus.

3° Enfin, par l'histoire clinique de la tuberculose dans les familles.

A. — **Analogie de la transmission héréditaire de la tuberculose avec la transmission héréditaire de la syphilis et de la lèpre.**

Je sais qu'il existe un adage de philosophie : comparaison n'est pas raison ; nonobstant, comme la grande objection à l'hérédité de la tuberculose par le père est tirée de la difficulté de comprendre comment un bacille pathogène du père peut aller contaminer l'ovule, nous nous croyons le droit d'emprunter à l'histoire de la syphilis et de la lèpre, des faits capables de préparer les esprits à accepter ce fait si important de la transmission de la tuberculose du père au fils, la mère restant indemne.

1° *Syphilis*. — Quoique l'existence du microbe de la syphilis soit encore contestée, néanmoins, cette maladie, se comportant absolument comme une maladie infectieuse, elle peut nous fournir des enseignements précieux sur la contagion et sur l'hérédité.

La syphilis n'est jamais spontanée. Elle résulte toujours de l'inoculation d'un agent virulent. De plus, la syphilis est certainement héréditaire, — héréditaire à courte échéance, *syphilis congénitale ;* héréditaire à longue échéance, *syphilis héréditaire proprement dite.*

La syphilis est héréditaire par la mère et par le père, avec cette circonstance remarquable qu'un père peut engendrer un enfant syphilitique, la mère étant non seulement indemne, mais encore vaccinée contre cette maladie ; en sorte qu'elle peut sans danger pour elle allaiter son enfant syphilitique. Cette forme d'hérédité a reçu le nom de *loi de Colles* (1).

Tous ces faits sont incontestables et même incontestés ; et nous voulons en tirer deux conclusions : la première, c'est que l'agent virulent peut accompagner le spermatozoaire du père, et que ce spermatozoaire peut opérer à la fois la fécondation et la contamination de l'ovule ; le second fait, c'est que l'agent virulent n'empêche pas toujours l'ovule, puis l'embryon de se développer ; et que si, le plus souvent, il manifeste son action

_____

(1) Quelques auteurs ont nié l'hérédité de la syphilis par le père par cette raison insensée qu'ils ne comprennent pas ce phénomène. Consultez dans le *Dictionnaire des Sciences médicales,* l'article Syphilis héréditaire, par Diday, et les faits nombreux qu'il apporte à l'appui de l'hérédité par le père.

nuisible, soit pendant la vie embryonnaire, soit dans la première année de l'enfant (habituellement les trois premiers mois), il est absolument démontré qu'il peut rester à l'état latent pendant dix, quinze, vingt ans et plus (1), pour, alors, évoluer et faire naître les symptômes et les lésions de la syphilis héréditaire.

Le passage de l'agent virulent du père à l'enfant, son existence à l'état latent pendant des années, constituent deux faits tout à fait inexplicables mais que nous sommes obligé d'admettre parce que la démonstration clinique en est irréfutable.

2° *Lèpre*. — On a trouvé le bacille de la lèpre et on en a conclu très légèrement que la lèpre était contagieuse et non pas héréditaire. Ajoutons, cependant, que cette conclusion exagérée n'est point acceptée par la généralité des médecins qui se sont occupés de cette maladie, et, pour eux, la lèpre est à la fois contagieuse et héréditaire.

Il paraît démontré qu'autrefois la lèpre était contagieuse et qu'elle l'est encore dans certains pays, mais nous pouvons affirmer que, dans notre temps et notre pays, la lèpre n'est pas contagieuse. Le Dr Zambaco Pacha, qui vit au milieu des lépreux, à Constantinople, et qui est venu

_____

(1) Consulter le mémoire de Fournier sur les syphilis héréditaires tardives.

étudier cette maladie en France et dans le reste
de l'Europe, s'exprime ainsi sur la contagion de
la lèpre : « Depuis près de vingt-cinq ans que j'ai
en observation et que je suis tacitement toutes les
personnes qui ont cohabité ou commercé avec des
lépreux, à n'importe quel titre, conjugal même,
ma conviction scientifique s'est tellement faite
pour la localité où j'exerce (Constantinople),
n'ayant jamais observé un seul cas de contagiosité, bien que je la recherche toujours, que je n'hé-
site plus d'affirmer, au besoin par des certificats,
que je n'ai jamais constaté la transmissibilité de
la lèpre par contact. » (*La lèpre*, par Zambaco
Pacha, préface, page 12).

Le livre de Zambaco Pacha contient un grand
nombre d'observations détaillées, relatant le mariage d'un lépreux avec une femme indemne ou
d'une lépreuse avec un homme indemne sans que
jamais la contagion soit passée d'un conjoint
à l'autre, quoique des enfants lépreux soient
souvent nés de ces unions.

L'histoire des familles dans lesquelles on rencontre, soit des lépreux complets, soit des malades présentant la lèpre fruste ; familles qu'on rencontre surtout en Bretagne et dans les Pyrénées,
constitue une preuve de l'hérédité et de la non
contagion de la lèpre. En effet, cette maladie se
transmet dans les mêmes familles, sans que jamais on ait observé un cas de contagion, soit chez
les personnes journellement en contact avec ces

familles, soit même chez celles qui ont contracté mariage avec elles.

Si donc la contagion n'existe plus dans notre pays, l'hérédité existe toujours, comme nous l'avons démontré.

L'hérédité de la lèpre suit les mêmes lois que l'hérédité de la syphilis ; elle est congénitale, c'est-à-dire qu'elle se déclare dans la première année de la naissance ou héréditaire à longue échéance.

Elle est héréditaire par le père et par la mère, et, comme dans la syphilis, un père lépreux peut donner naissance à un enfant lépreux, la mère restant indemne.

Ce mode de transmission de la lèpre n'est ni une rareté, ni une exception. Le livre de Zambaco Pacha renferme de nombreuses observations de père lépreux procréant avec une femme saine, tantôt des enfants sains, tantôt des enfants lépreux, la mère restant indemne.

De même une femme lépreuse, mariée avec un homme sain, peut avoir des enfants atteints de la lèpre d'autres en étant exempts, le mari restant indemne.

La transmission de la lèpre à l'enfant par un père lépreux et au moyen du bacille propre à la lèpre, est un fait éminemment suggestif comme on dit aujourd'hui.

En effet, s'il est incontestable que la lèpre se transmet du père à l'enfant, la femme étant indemne, si le bacille de Hansen est l'instrument nécessaire de la transmission de la lèpre, il faut admettre qu'un bacille peut pénétrer le spermatozoaire, que ce spermatozoaire, ainsi inoculé peut encore féconder l'ovule et transmettre le bacille qui développera la maladie soit à la naissance, soit plusieurs années après.

Ainsi, pénétration du spermatozoaire par le bacille, fécondation de l'ovule par le spermatozoaire contaminé, développement du bacille avec l'ovule, l'embryon et le fœtus ; puis plus tôt ou plus tard, développement de la lèpre.

Si ces faits et les déductions qui en découlent rigoureusement sont incontestables, à quel titre viendra-t-on mettre en doute les mêmes faits quand il s'agit de la tuberculose ?

B. — Transmission héréditaire du bacille de la tuberculose.

1° *Transmissibilité du bacille de Koch par le père.*

Il est facile de saisir l'analogie qui relie, au moins en ce point, la syphilis, la lèpre et la tuberculose.

La transmission de la tuberculose d'un père tuberculeux à son enfant, la mère restant complètement indemne, est un fait incontestable de l'histoire de la tuberculose héréditaire et rappelle la loi de Colles pour la syphilis.

Landouzy a défendu cette opinion au Congrès de 1888 et, à la page 483 du compte rendu de ce Congrès, il rapporte une observation absolument concluante.

Straus, dans son beau livre sur la tuberculose, s'exprime ainsi à la page 557 : « Parmi les faits cliniques empruntés à la tuberculose humaine, les exemples sont nombreux qui semblent établir l'hérédité de la maladie par le fait du père seul, la mère étant saine au moment de la grossesse et le demeurant ultérieurement. »

Les vétérinaires rapportent de nombreux exemples de transmission de la tuberculose au veau par le taureau malade, la vache étant et demeurant saine. (Straus, même page).

Ces faits s'éclairent de la lumière projetée sur l'étiologie par l'histoire de la syphilis et de la lèpre. Ce sont des faits de même ordre ; les uns ne sont pas plus contestables que les autres et il faut tout l'aveuglement né de l'esprit de système pour hésiter à déduire les conclusions logiques.

Il nous faudra donc, à raison même de la force de ces préjugés, faire pour l'hérédité de la tuberculose par le père une démonstration complète et répondre à toutes les objections.

La première question qui se pose, c'est de savoir si le sperme des tuberculeux, en faisant abs-

traction des sujets atteints de tuberculose génitale, contient le bacille de Koch ?

Landouzy et Martin, Rohlf, Jani et quelques
autres ont affirmé la présence du bacille de Koch
dans le sperme d'animaux tuberculeux sans lésion de la sphère génitale. On a objecté à ces auteurs qu'ils ne s'étaient pas entourés de toutes les
précautions nécessaires et qu'ils n'avaient point
agi sur du sperme bactériologiquement pur.

On n'a pu faire ces objections aux expériences
de Gartner qui s'est procuré du sperme de cobayes tuberculeux en provoquant l'éjaculation
chez ces animaux. Chez 32 cobayes inoculés
avec ce sperme, 5 périrent tuberculeux.

Le premier point du problème est donc acquis.
Le sperme d'animaux tuberculeux peut contenir
le bacille de Koch, en l'absence de lésions de la
sphère génitale, et l'hérédité tuberculeuse par le
père est donc possible.

La seconde objection repose sur l'opinion du
petit nombre de tuberculoses observées pendant
la vie fœtale et pendant les premiers mois de
l'existence ; opinion aujourd'hui combattue par
les faits.

Comment, disent les médecins adversaires de
l'hérédité par le père, comment comparez-vous
les faits de syphilis congénitale avec ce qui se
passe dans la tuberculose héréditaire ? La syphilis frappe le fœtus dans le sein de sa mère et elle
sévit habituellement dans les trois premiers mois

de la naissance, tandis que la tuberculose se rencontre rarement chez le fœtus et pendant les premiers mois de la vie extra-utérine.

Sans doute, les lois qui régissent l'étiologie de la syphilis ne sont point absolument identiques à celles qui régissent l'hérédité de la tuberculose ; et il devait en être ainsi, puisque les deux maladies sont d'espèce différente. Mais si les lois de l'hérédité ne sont point identiques, leur analogie est beaucoup plus grande qu'on veut bien le dire et les travaux les plus récents ont encore augmenté les ressemblances. Ainsi, s'il est vrai que la tuberculose est rare dans les premiers mois de la vie, elle devient rapidement très fréquente ; et, d'après les chiffres de Hutinel et de Landouzy, le tiers des enfants qui succombent au-dessous de 2 ans présentent des lésions tuberculeuses ; chiffre énorme et qui n'a rien à envier à la syphilis.

Si donc il est acquis que le bacille de Koch peut se rencontrer dans le sperme (Gartner), si de plus, il est démontré que la tuberculose congénitale est extrêmement fréquente, il ne reste plus qu'une objection à la doctrine de la transmission de la tuberculose par le père : c'est le long sommeil du bacille de Koch dans l'économie pour les cas de tuberculose tardive.

La même question devant se représenter à propos de la transmission du bacille de Koch par la mère, c'est après avoir établi cette transmission que nous étudierons l'état latent du bacille de Koch dans l'organisme pendant des années, ce que Verneuil appelait le *microbisme latent*.

2°. — *Transmissibilité du bacille de Koch par la mère.*

Les microbes peuvent-ils traverser le placenta et passer de la mère au fœtus ?

Dans une première époque, on a nié complètement ce passage, le placenta était considéré comme un filtre parfait ; les expériences sur lesquelles s'apuyait cette opinion avaient été faites sur le *bacillus anthracis*.

Dès 1882, Arloing, Cornevin et Thomas démontrèrent que le bacille du charbon symptomatique passait de la mère au fœtus à travers le placenta.

Les expériences faites sur le bacillus anthracis furent reprises par Straus et Chamberland et démontrèrent le passage du bacille à travers le placenta. Cette démonstration nouvelle fut faite à l'aide de culture.

Poursuivant leurs recherches, ces deux médecins démontrèrent la transmission à travers le placenta du vibrion septique et du microbe du choléra des poules. Bientôt on démontra également le passage du bacille d'Eberth, du pneumocoque, du streptocoque, du bacillum coli et des autres microbes pathogènes à travers le placenta.

La démonstration du passage du bacille de la tuberculose à travers le placenta fut plus difficile à démontrer. Les premières objections furent théoriques et indirectes. On observa que, pour pénétrer dans le placenta, le microbe devait passer dans le sang, ce qui est un fait exceptionnel dans la phtisie commune. On s'appuyait encore sur l'extrême rareté de la tuberculose congénitale et dans les premières années de la vie. Des recherches ultérieures ont démontré la fausseté de ce dernier argument.

Aussi, quand Landouzy et Martin vinrent apporter la démonstration du passage du bacille de la tuberculose de la mère au fœtus à travers le placenta, cette opinion fut très contestée. Le travail de Landouzy et Hippolyte Martin s'appuie sur l'observation de deux fœtus humains et d'un fœtus de cobaye. Les expérimentateurs s'entourèrent des précautions les plus minutieuses pour écarter toutes chances de contamination extérieure, et une parcelle du placenta, le sang pris dans le cœur du fœtus, comme de petites portions du poumon inoculés à des cobayes déterminèrent la tuberculose chez ces animaux.

Les faits négatifs s'accumulèrent. Straus, Grancher, Nocard, Leyden, Max Wolf, Curt Jani échouèrent constamment dans leurs expériences.

Les expériences faites par Sanchez Toledo dans le laboratoire de Starus ont été conduites avec les plus grands soins et, sur 35 femelles de cobayes rendues tuberculeuses et 65 fœtus de ces femelles, ni la méthode des colorations, ni celle des cultures, ni l'inoculation n'ont réussi à mettre en évidence la présence de bacilles dans les organes de ces fœtus (Straus, page 548).

Les expériences de Vignale ont abouti aux mêmes résultats négatifs.

Experiencia fallax ? Non. Expériences incomplètes.

Voici maintenant des faits positifs :

Birch Hirschfeld et Schmovl ont retrouvé un fait confirmatif de ceux de Landouzy et Martin. Une femme, atteinte de tuberculose généralisée, mourut au septième mois de sa grossesse. Le placenta présentait des tubercules de la grosseur d'une tête d'épingle ; des bacilles de Koch y furent trouvés ainsi que dans le sang de la veine ombilicale. Les viscères du fœtus paraissaient sains et, cependant, inoculés à des cobayes et à un lapin, ils déterminèrent la tuberculose.

Londe a inoculé à des cobayes des organes sains en apparence, provenant de fœtus nés de mères tuberculeuses ; le résultat fut positif.

Aviragnet et Préfontaine ont produit aussi un résultat positif ; de même un fait positif communiqué par Armanni au Congrès de Berlin. Puis Gartner reprit les expérimentations de Sanchez Toledo en injectant la culture de tuberculose dans les veines. Mais, au lieu de cobayes, il choisit des lapins, dont le placenta a plus d'analogie

avec celui de la femme. Ces expériences donnèrent des résultats positifs dans une proportion de
10 0/0.

Enfin Gartner reprit encore ses expérimentations sur les souris en leur injectant une goutte
de culture de tuberculose dans la trachée préalablement dénudée. Les femelles présentèrent une
tuberculose généralisée. Sur neuf femelles, sept
donnèrent le jour à des petits tuberculeux.

Ainsi, les faits avancés par Landouzy et Martin
et si longtemps contestés se trouvent maintenant
confirmés par de nombreux expérimentateurs.

Les adversaires de l'hérédité du bacille objec-
tent qu'un grand nombre d'expérimentations ne
peuvent être comparées à ce qui se passe dans la
phtisie commune, parce que, soit qu'on injecte
directement la tuberculose dans les veines, soit
qu'on l'introduise dans la trachée préalablement
vulnérée, la tuberculose qui naît de ces deux
procédés est généralisée à tous les organes, en
particulier aux reins ; que, par conséquent, le
bacille circule dans les vaisseaux et peut arriver
au placenta, ce qui n'a pas lieu dans la phtisie
commune où le bacille ne quitte pas le poumon
malade (1).

---

(1) Küss rapporte des expériences d'où il résulte que le
bacille de Koch existe dans le sang chez l'homme d'une
manière constante et continue dans la granulie. Dans la
phtisie chronique sans granulie, le bacille de Koch est dé-
versé assez souvent dans le sang du malade, ce fait est dé-

A quoi je répondrai qu'on ne se préoccupe presque jamais de rechercher la présence du bacille de Koch dans le sang et qu'ensuite les faits de transmission de la mère au fœtus dans l'espèce humaine commencent à être assez nombreux et le seraient probablement davantage si on recherchait par l'inoculation la présence du bacille dans les viscères qui paraissent absolument sains.

Cette objection se représentera et sera réfutée complètement.

Les faits que nous venons de rapporter prouvent, une fois de plus, combien il est nécessaire de tenir compte, chez les animaux, des différences de résultats imputables à chaque espèce. Ainsi le placenta du cobaye se laisse difficilement traverser par le bacille de Koch, tandis que celui du lapin laisse une porte beaucoup plus largement ouverte à cette transmission. Comment, en présence de ces résultats différents, a-t-on pu s'appuyer sur des faits négatifs obtenus chez le cobaye, pour conclure à l'impossibilité du passage du bacille de Koch chez la femme ?

Il faut le répéter : chaque animal pâtit suivant

---

montré par le mode d'apparition et la localisation de certaines tuberculoses secondaires, d'où cet auteur conclut « qu'il n'est pas impossible que les bacilles arrivent au placenta par voie hématogène dans le cours de la phtisie ordinaire ou même chez des tuberculeuses peu gravement atteintes » (Küss, page 70).

son espèce et, par conséquent, se comporte dif-
féremment vis-à-vis de la transmission d'un germe morbide.

L'expérimentation a donc démontré que le bacille de Koch pouvait être transmis à l'ovule par
l'intermédiaire d'un spermatozoaire infecté, et au
fœtus par la mère, au travers du placenta.

La transmission de la graine tuberculeuse est
donc possible et les faits, tant en médecine humaine qu'en médecine vétérinaire, abondent pour
démontrer cette transmission.

Parmi les objections qui ont été faites à la fréquence de la tuberculose par la transmission directe du bacille pendant la vie intra-utérine, celle
qui a le plus de valeur est tirée de la prétendue
rareté de la tuberculose chez le fœtus et dans les
premiers mois de la vie extra-utérine.

La tuberculose, disent les partisans de la contagion, est très rare pendant la vie fœtale et durant les trois premiers mois de l'enfance ; puis elle
devient plus fréquente à la fin de la première année et pendant le cours de la seconde, *pour s'accroître progressivement à mesure que l'enfant
avançant en âge* se trouve de plus en plus exposé
aux causes de contagion (Küss. *De l'hérédité parasitaire de la tuberculose humaine*).

Ainsi exprimée, cette opinion contient une part
de vérité et une part d'erreur. Il est très vrai que
le fœtus présente rarement des lésions macrosco-
piques et microscopiques de la tuberculose, mais

11

il présente dans un degré de fréquence absolument inconnu la *tuberculose sans lésion*, c'est-à-dire que les organes du fœtus sont inoculables aux cobayes et lui transmettent la tuberculose, bien qu'il soit impossible de reconnaître cette lésion chez le fœtus. « Il n'est pas possible, dit Küss, de contester que la bacillose fœtale peut exister sans lésion macroscopique, ni même microscopique » (Küss, p. 188).

Si donc la bacillose fœtale sans lésion est incontestable, si de plus, comme le reconnaît Küss, il est impossible d'en évaluer le nombre, il n'est point légitime d'affirmer la rareté de la tuberculose pendant la vie fœtale ; personne n'en sait rien.

Quant à la rareté de la tuberculose pendant les trois premiers mois de la vie et à l'argument qu'on a voulu en tirer contre l'hérédité de cette maladie, il faut convenir que cet argument est absolument spécieux. Comment, il faut trois mois pour tuer un cobaye qui a reçu une forte quantité de culture pure de bacille de Koch et vous vous étonnez qu'il faille trois mois à un enfant pour développer les faibles quantités de microbes qu'il a reçus de son père ou de sa mère ! Qui nous a appris le degré de susceptibilité de l'enfant pour la tuberculose ? Nous trouvons du reste une réfutation péremptoire de l'opinion des contagionnistes dans ces lignes de Kelsch.

« Mais, si l'on considère que la tuberculose est

une maladie essentiellement lente et chronique, surtout dans ses formes massives, caséeuses et ulcéreuses ; si l'on songe qu'il faut plusieurs semaines pour tuberculiser un petit animal auquel nous inoculons des quantités relativement considérables de virus, on concevra aisément que trois ou quatre mois sont nécessaires au développement de lésions apparentes chez un enfant qui ne reçoit forcément que très peu de germe pendant la vie intra-utérine. » (Kelsch : *La tuberculose dans l'armée*, p. 42).

Quant à la seconde partie de l'objection qui consiste à affirmer que la fréquence de la tuberculose, presque nulle dans les premiers mois de la vie, va ensuite en augmentant de fréquence *parce que les occasions de contagion se multiplient,* elle constitue une erreur absolue. Si, en effet, la fréquence de la tuberculose est très grande pendant la première et la seconde année, elle diminue ensuite. Ainsi d'après le tableau de Würzburg, déjà cité, la phtisie diminuerait beaucoup après 5 ans, se maintiendrait presque au même chiffre jusqu'à 15 ans. Ces chiffres qui sont, à peu de chose près, admis par la plupart des médecins, et, en particulier, par Hutinel, démontrent que la contagion ne joue pas un rôle prépondérant dans la multiplicité de la tuberculose, puisque le nombre des cas, loin d'augmenter de fréquence avec les occasions de contagion, diminue considérablement.

On a encore objecté à la théorie de l'hérédité

du bacille que la localisation de la tuberculose dans la première enfance occupait constamment les ganglions bronchiques et une petite nodosité tuberculeuse dans un des lobes inférieurs du poumon (Küss, *loc. cit.*, p. 365). On, en concluait que l'infection devait nécessairement être attribuée à l'inspiration de poussières tuberculeuses localisées directement dans le poumon, puis dans les ganglions bronchiques. Mais, depuis les travaux de Calmette, cette explication a perdu toute valeur, et nous savons aujourd'hui que la tuberculose ganglionnaire est toujours due en médecine expérimentale à l'ingestion dans le canal alimentaire des bacilles tuberculeux, et aujourd'hui presque personne n'admet plus la transmission du bacille de Koch par la respiration seule de poussières bacillifères.

Notre pensée est que dans l'espèce humaine, la localisation de la tuberculose sur les ganglions bronchiques et dans le lobe inférieur du poumon, ne dépend ni de l'inspiration, ni de l'ingestion des poussières bacillifères, mais de localisation propre à l'espèce humaine de bacilles transmis héréditairement pendant la vie intra-utérine.

Nous avons démontré, en nous appuyant sur des travaux de laboratoire, la possibilité de la transmission du bacille de Koch par le père et par la mère au moment de la conception et pendant la vie intra-utérine. Nous désirons maintenant nous appuyant sur la clinique, démontrer, par l'histoire pathologique de quelques familles de tuberculeux, combien cette maladie revêt les allures d'une maladie héréditaire et familiale.

Nous allons rapporter l'histoire de 13 familles tuberculeuses, dans lesquelles la transmission s'est faite par des générateurs guéris de la phtisie ou par des générateurs sains, mais issus de parents tuberculeux.

Voici ces 13 observations (1) :

Nº 135. Cette observation est extrêmement intéressante, parce qu'on a pu suivre la transmission de la tuberculose pendant plusieurs générations. Dans la première génération, la mère est atteinte d'une phtisie chronique ; sa fille se marie et cette seconde génération reste complètement indemne. Elle a 9 enfants: 4 filles et 5 garçons et, à l'exception d'une fille, les 8 autres sont tuberculeux. Dans cette troisième génération la fille indemne ne s'est pas mariée, 2 filles et 3 garçons sont morts sans se marier. Reste donc à étudier l'hérédité chez 1 fille et 2 garçons.

La fille a épousé un homme resté indemne; elle est morte poitrinaire et a laissé 2 filles. De cette quatrième génération une fille est morte poitrinaire sans se marier. L'autre s'est mariée, a été longtemps ma-

_____

(1) Ces treize observations sont extraites de notre ouvrage : *Tuberculose, contagion, hérédité, traitement.* In-18, 1898, J.-B. Baillière.

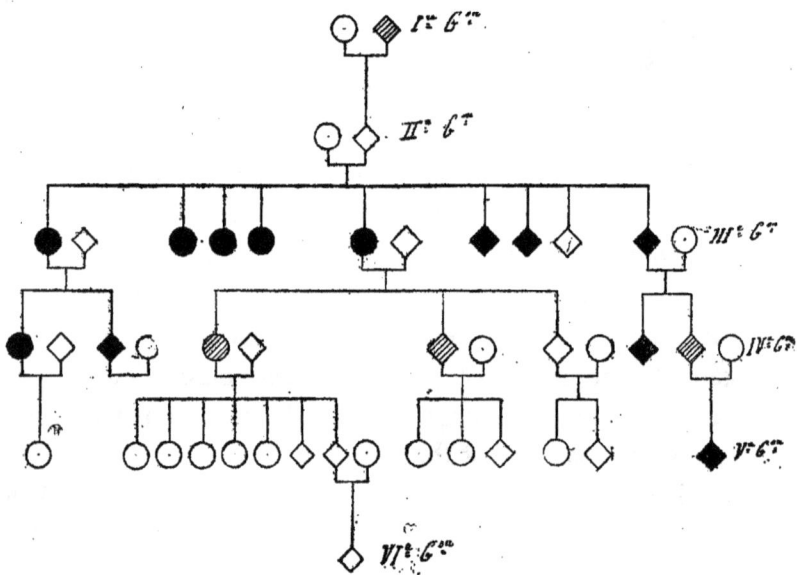

Iͭͤ Gͭᵗ.

IIͭ Gͭᵗ.

IIIͤ Gͭᵗ.

IVͤ Gͭᵗ.

Vͤ Gͭᵗ.

VIͤ Gͭⁿ.

N° 135.

lade de la poitrine et a fini par guérir. Elle a laissé
une fille morte poitrinaire, et, ainsi, cette branche
s'est éteinte à la cinquième génération.

Des 2 garçons, l'aîné est mort phtisique, laissant
2 enfants: 1 fils et 1 fille. La fille est morte phtisique sans enfant. Le fils eset mort phtisique aussi,
mais a laissé 1 fils indemne jusqu'à présent.

L'autre garçon, H..., mort phtisique, a eu un fils
qui a été très longtemps malade de la poitrine et
qui a fini par guérir. Ce fils a eu 7 enfants restés
indemnes; une de ses filles est mariée, et a déjà une
fille. H... avait encore 2 filles, une qui a été longtemps malade de la poitrine comme son frère, mais
qui a guéri. Elle s'est mariée, a eu 3 enfants, 2 garçons et une fille religieuse; tous les trois indemnes
de la tuberculose.

La seconde sœur s'est mariée aussi, est restée bien
portante et a eu 2 enfants également indemnes de la
tuberculose.

En sorte que si, comme nous l'avons vu, la branche féminine s'est éteinte dans la tuberculose, la
branche masculine, grâce à l'apport d'un nouveau
sang par le mariage, a fini par échapper à la loi
d'hérédité.

On peut voir que cette amélioration a été progres-
sive, puisque dans la quatrième génération, le frère
et la sœur, qui ont survécu et ont fondé une nouvelle souche, ont été néanmoins frappés par la tuberculose à un certain degré. (Graphique n° 135) (1).

_____

(1) Les cercles représentent les hommes. Les losanges représentent les femmes.
Suivant que l'une de ces deux figures est blanche, striée

Nº 136. Famille Per... Le mari et la femme absolument indemnes, mais la mère du père est morte phtisique ainsi que 2 de ses sœurs. Dans cette famille il y a eu 5 enfants: 3 fils et 2 filles; 2 fils morts phtisiques, une fille est menacée.

Nº 137. Ici c'est une tante du côté maternel (atteinte de coxalgie), qui a été l'origine connue de la tuberculose dans cette famille. La nièce de cette malade s'est mariée. Cette seconde génération est restée totalement indemne. Elle a eu 6 enfants, 3 filles et 3 garçons. La tuberculose s'est manifestée dans cette troisième génération: deux filles sont mortes phtisiques. Ces deux filles ont été religieuses au même couvent, mais la seconde n'y est entrée qu'un an après la mort de sa sœur. Un fils a eu des écrouelles suppurées. Deux fils et une fille sont restés indemnes. La fille s'est mariée, a eu des enfants et aucun n'a présenté la tare héréditaire.

Les trois fils se sont mariés, un a eu 11 enfants et une de ses filles présente des signes de tuberculose. Dans cette famille, ce sont surtout les filles qui

---

ou noire, elle indique que l'individu auquel elle se réfère était sain, malade ou guéri, ou mort.

Tous les signes placés sur une même ligne horizontale se rapportent aux individus de la même génération.

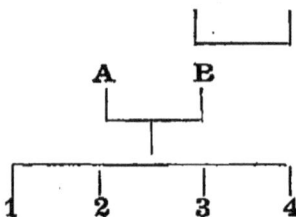

Ce signe indique qu'il y a eu mariage entre les sujets qu'il réunit.

Ce signe indique que les 4 sujets 1.2.3.4. sont les descendants directs du couple A.B., chaque descendance étant comprise sous le même trait horizontal, et provenant du couple auquel elle est liée par la barre verticale.

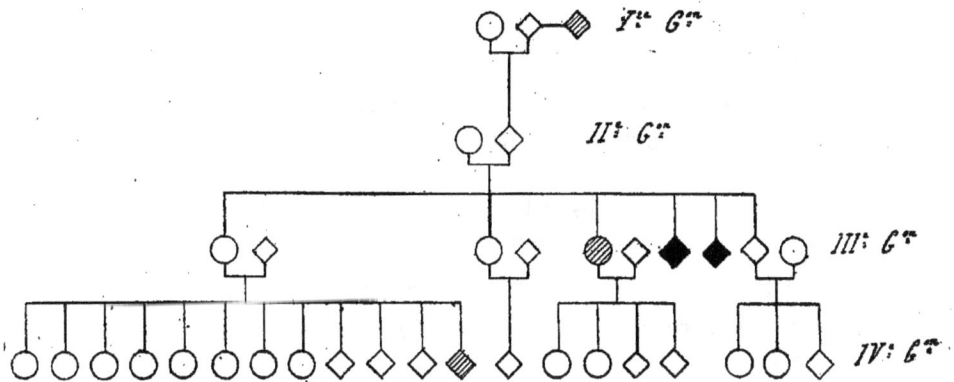

$I^{ta} G^{n}$

$II^{t} G^{n}$

$III^{t} G^{n}$

$IV: G^{n}$

N° 137.

sont atteintes et nous voyons la scrofule alterner avec la phtisie. (Graphique nº 137).

Nº 138. Famille X... Aucun renseignement sur la santé des aïeux paternels; du côté maternel, une tante et un cousin morts phtisiques. M. et Mme X... n'ont jamais présenté de symptômes de tuberculose. Ils ont eu 4 enfants: 2 garçons et 2 filles. Les 2 filles sont mortes tuberculeuses. L'une dans le cloître, l'autre dans le monde, non mariée. Les 2 fils sont restés indemnes et sont pères de famille. L'un d'eux a pourtant été exposé à la contagion comme étudiant en médecine et comme médecin.

Nº 139. Famille Bord... Le père et la mère absolument indemnes de tuberculose. La mère morte d'un cancer au sein avait un frère mort phtisique. Son fils unique est mort phtisique.

Nº 140. Famille Fl... Dans cette famille, la mère était tuberculeuse. Elle eut 5 enfants, 3 garçons et 2 filles. Aucun ne présenta de signes de tuberculose. Une des filles, mariée, restée indemne, eut un fils mort phtisique ayant ainsi hérité de sa grand'mère. La seconde fille, mariée, restée indemne, ainsi que son mari, eut une fille morte poitrinaire. Cette fille eut 6 enfants: 4 garçons et 2 filles. Les 4 garçons sont restés indemnes ainsi qu'une des filles, mariée et ayant des enfants bien portants. L'autre fille est devenue poitrinaire comme sa mère et son arrière-grand'mère, elle a plusieurs enfants dont une petite fille atteinte de mal de Pott. Cette enfant est séparée de quatre générations de la grand'mère poitrinaire. En résumé, une première génération présentant une

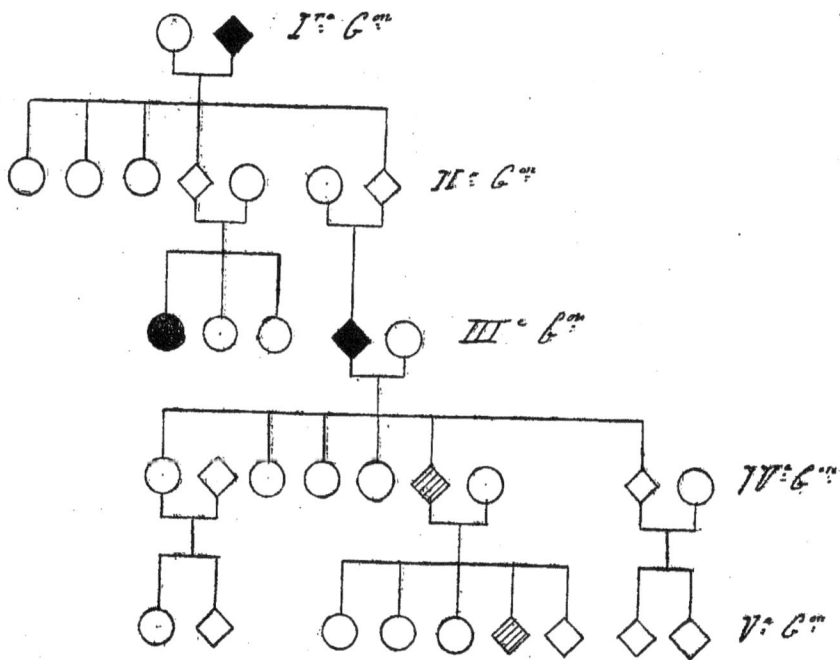

Ire G^{on}

IIe G^{on}

IIIe G^{on}

IVe G^{on}

V^e G^{on}

N° 140.

épouse poitrinaire; une seconde génération indemne; une troisième génération présente deux poitrinaires. D'un côté la famille s'éteint, de l'autre la tuberculose se propage à la quatrième et à la cinquième génération, se limite à un seul cas dans chaque famille, quoiqu'il existe de nombreux frères et sœurs. (Graphique n° 140.)

N° 141. Le père est un puuisique guéri. Il a eu 16 enfants, 12 filles et 4 garçons. Trois garçons sont morts phtisiques. Un était marié et a eu 4 ou 5 enfants dont un petit garçon mort de méningite tuberculeuse.

Parmi les filles, une, mariée est morte de néphrite tuberculeuse, une autre a eu douze enfants dont deux atteints d'ostéite tuberculeuse guérie.

Tous les autres enfants et petits-enfants sont indemnes. (Graphique n° 141.)

Dans cette observation, la tuberculose a surtout atteint les garçons et quelques membres de cette famille ont présenté des symptômes de scrofule.

N° 142. M. P... a eu des hémoptysies et a passé pour poitrinaire au début de son mariage. Il a guéri aux eaux de Cauterets; une de ses sœurs est morte poitrinaire. M. P... a eu 12 enfants: une fille, mariée, est morte phtisique sans enfant; une autre fille, mariée, ayant 5 enfants, a échappé à la maladie, mais 2 de ses filles sont poitrinaires.

Parmi les autres enfants de M. P..., une fille mariée est poitrinaire, un autre fils est mort phtisique; les autres enfants sont bien portants jusqu'à présent.

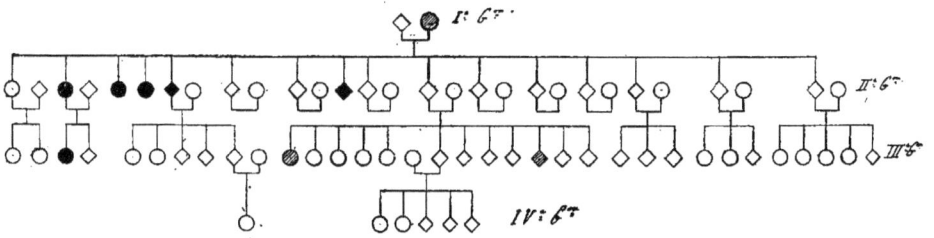

I: 6♀.
II: 6♀.
III: 6♀.
IV: 6♀.

Nº 141.

Dans cet exemple on trouve 17 enfants en deux générations dont 5 phtisiques.

Nº 143. Famille P... Phtisique avant son mariage pendant plusieurs années, a guéri aux Eaux-Bonnes et en Algérie. Frère mort phtisique. 8 enfants, 3 morts phtisiques, 2 garçons et une fille.

Nº 144. Mme le Q... a été poitrinaire pendant les premières années de son mariage, 2 de ses frères succombèrent à la phtisie, elle a eu 5 enfants : 4 garçons et une fille. Tous morts tuberculeux.

Nº 145. Mme T... fille d'un général de l'Empire, mort artério-scléreux, et d'une mère morte d'un cancer du sein, a été atteinte au commencement de son mariage de phtisie chronique dont elle a fini par guérir, après plusieurs années aux Eaux-Bonnes et à Madère. Elle a eu 3 enfants, tous 3 sont morts tuberculeux, 1 de méningite, les 2 autres de tuberculose osseuse. Elle-même a eu, à 70 ans, des ganglions tuberculeux et suppurés.

Elle a eu 4 frères, 2 sont devenus fous, le troisième est mort ataxique.

Dans ce fait on a un exemple d'un processus morbide persistant toute la vie avec la même nature, dans la jeunesse, tubercule du poumon, dans la vieillesse, tubercule des ganglions. Et, les enfants nés de cette souche, tous tuberculeux ! On peut encore voir dans cet exemple le lien qui rattache la tuberculose au cancer et aux névroses.

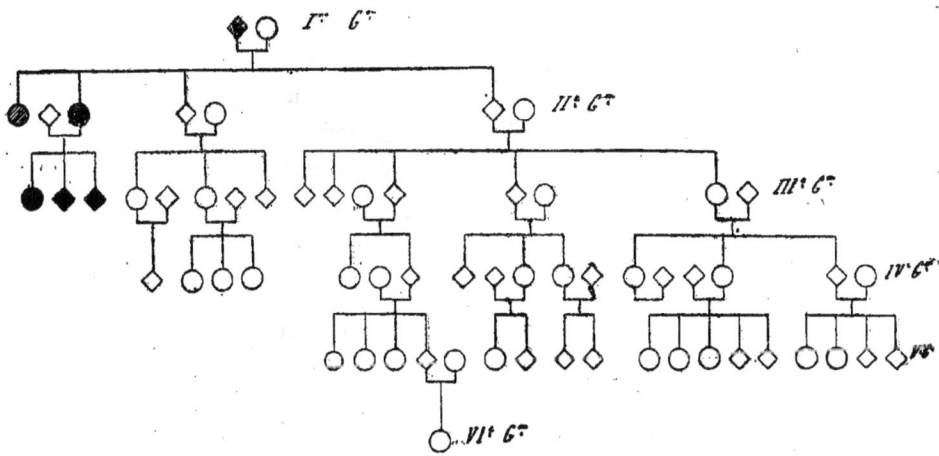

Iᵉ Gᵗ
IIᵗ Gᵗ
IIIᵗ Gᵗ
IVᵗ Gᵗ
VIᵗ Gᵗ

Nº 146.

N° 146. Ici nous allons voir la tuberculose partir de la mère et s'attacher aux garçons dont elle finit par détruire la race à la troisième génération.

Mère tuberculeuse, père indemne; 2 filles et 2 garçons. Les 2 filles, restées indemnes, se sont mariées et ont eu des enfants et des petits-enfants, sans que jamais aucun d'eux ait eu de tare tuberculeuse.

Des 2 garçons, l'un est mort d'une tumeur (?), l'autre, mort phtisique, a eu 3 enfants, 1 garçon et 2 filles jumelles tous morts phtisiques (Graphique n° 146).

N° 147. Ici la tuberculose est venue d'un grand-père, et nous verrons la tuberculose se localiser sur la ligne féminine. Il avait 2 garçons et une fille.

Les 2 garçons sont restés indemnes ainsi que leurs enfants et leurs petits-enfants. La fille est restée indemne aussi, mais son fils aîné a été frappé de tuberculose ainsi que la plupart de ses enfants. Un autre fils, resté indemne, a eu 3 enfants, une fille et 2 garçons, dont 1 garçon mort poitrinaire (Graphique n° 147).

Si maintenant nous jetons un coup d'œil sur les graphiques qui nous donnent l'image de la transmission de la tuberculose à travers plusieurs générations, nous nous convaincrons facilement que la contagion n'a rien à faire avec cette transmission et que l'hérédité seule peut nous faire comprendre toutes les variétés de cette transmission.

Ainsi, dans le graphique 135, nous voyons la phtisie sauter une génération. Cette génération

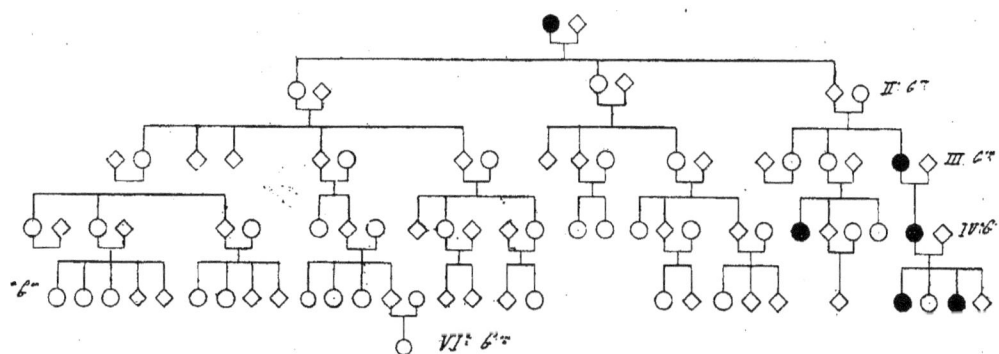

II. 67

III. 67

IV. 6

VI. 6

No 147.

épargnée donna naissance à 9 enfants dont un seul, une fille, resta indemne, les 8 autres sont atteints par la tuberculose.

Mais il est curieux, au point de vue de l'hérédité, d'étudier les générations suivantes :

Dans la *branche féminine*, une seule fille s'est mariée, elle donne naissance à 2 filles, l'une meurt poitrinaire, sans se marier ; la seconde, également poitrinaire, guérit, se marie et donne naissance à une fille qui meurt poitrinaire, et la branche féminine est ainsi éteinte à la cinquième génération.

Dans la *branche masculine*, au contraire, où deux frères se sont mariés et ont succombé à la phtisie, à la quatrième génération les descendants ont été atteints, mais ils ont guéri et la cinquième et sixième générations paraissent maintenant indemnes, et les épouses qui, par l'apport d'un *terrain réfractaire*, ont amené la diminution, puis l'extinction de la tuberculose, ont échappé à la contagion.

Dans les graphiques 137 et 141, la tuberculose va en diminuant pour s'éteindre, mais ici très rapidement. Ainsi, dans l'observation 137, à la première génération 3 tuberculeux sur 6, et à la seconde il n'y en a plus que 1 sur 20. Il n'y a pas de contagion entre époux.

Dans l'observation 141, la première génération présente 4 phtisiques sur 16, et la seconde 1 sur 18.

Qu'est-ce que la contagion a à voir avec cette marche progressivement diminuante de la tuber‧ culose. L'hérédité, au contraire, avec l'influence d'un sang nouveau, résultat de mariage, finit par créer une immunité qui s'accentue graduellement dans le graphique 135 et qui est plus subite dans les deux autres.

Le graphique 140 représente une autre variété de transmission de tuberculose. Ici, il y a cinq générations : une première tuberculeuse, une seconde indemne, puis nous rencontrons un seul tuberculeux dans les troisième, quatrième et cinquième générations. Et cependant ces tuberculeux isolés vivent au milieu d'un grand nombre de frères et sœurs.

Encore un coup, la contagion se trouve tout à fait en défaut et l'histoire des maladies héréditaires nous montre fréquemment des cas isolés dans le cours des générations.

Et les graphiques 146 et 147 montrent : le 146, la tuberculose se localisant exclusivement sur la branche mâle et arrivant à sa destruction, tandis qu'elle laisse absolument indemnes les branches féminines dans une première, une seconde, une troisième et une quatrième génération, en sorte que, dans la branche masculine, sur 6 individus, 5 ont été frappés par la tuberculose, et, dans les branches féminines, 25 rejetons ont été produits et sont restés absolument indemnes de tuberculose.

Dans le graphique 147, c'est la branche féminine qui est atteinte exclusivement.

La contagion est ici plus en défaut que jamais et on ne pourrait pas citer l'exemple d'une maladie contagieuse se transmettant tantôt exclusivement aux filles, tantôt exclusivement aux garçons.

Nous avons, au contraire, dans ce fait pathologique la répétition d'une loi héréditaire bien fréquente dans la nature, c'est le cas où, dans certaines familles, toutes les filles ressemblent à leur père et tous les fils à leur mère.

Enfin, dans toutes ces familles aucun époux n'a été atteint, ce qui se serait produit si la tuberculose de ces familles avait été contagieuse.

Comme complément de la question d'hérédité de la tuberculose, nous désirons exposer dans le paragraphe suivant les faits qui ont été réunis pour démontrer jusqu'à quel point une tuberculose guérie pouvait engendrer une immunité contre le retour de cette maladie.

Immunité conférée héréditairement aux tuberculeux.

Sans vouloir exposer ici les travaux qui ont été publiés sur l'action *favorisante* ou *empêchante* de certaines toxines tuberculeuses sur la production

héréditaire du bacille de Koch, sans vouloir même
examiner si une tuberculose maligne vaccine contre une tuberculose héréditaire également grave,
ou si réciproquement une tuberculose bénigne ne
préserve pas d'une hérédo-tuberculose maligne,
parce que toutes ces affirmations sont encore du
domaine de l'hypothèse, nous nous bornerons à
rappeler que les tuberculoses bénignes : les
écrouelles, les lupus, les pleurésies, les périto-
nites, préservent presque toujours les sujets qui
en sont atteints, d'une tuberculose plus grave ;
que, par conséquent, les affections tuberculeuses
bénignes, semblent vacciner les sujets qui les por-
tent. Ce fait, en général, n'est pas contesté, MM.
Coulon, Gillet, Bergeron, Bouchut, Havart et
Marfan enseignent que les écrouelleux deviennent rarement phtisiques et M. le Dr Poisson a publié une statistique empruntée au sanatorium de
Penbron, d'où il résulte que sur 292 écrouelleux
il n'a observé que 2 cas de phtisie.

CHAPITRE II

SPONTANÉITÉ DE LA TUBERCULOSE.

Des travaux récents, nous autorisent à examiner si la spontanéité morbide ne doit pas être comptée comme un des éléments de la multiplication de la tuberculose ; que cette maladie soit alors représentée par un bacille pathogène distinct du bacille de Koch ou par un saprophyte vulgaire et connu, devenu pathogène.

Depuis près d'un demi-siècle, le mot de spontanéité morbide n'avait pas été prononcé à l'Académie de médecine, et cependant, quand le Dr Kelsch, véritable enfant terrible, a osé émettre à la tribune l'opinion que la thèse de la spontanéité tuberculeuse pouvait parfaitement être soutenue, il ne souleva aucune tempête parmi ses auditeurs. C'est que depuis le jour, encore relativement proche, où Peter fut anathématisé et traité de barbare pour avoir osé défendre la cause de la spontanéité morbide, de grands progrès se sont opérés en bactériologie. La spécialité de chaque

microbe pathogène pour une espèce morbide déterminée est un dogme absolument ruiné ; aujourd'hui personne ne nie plus que, sous l'influence de causes adjuvantes, le bacillum coli
soit capable de jouer le rôle du bacillum d'Eberth
et de déterminer la fièvre typhoïde. Les travaux
de Ferran, de Barcelone, ont démontré la possibilité de changer le bacille de Koch en saprophyte
et réciproquement. Cet expérimentateur a pu développer chez les cobayes des tubercules, sans bacilles de Koch il est vrai (1). Et, n'admet-on pas
couramment, sous l'appellation mal appropriée de
pseudo-bacilles de la tuberculose, l'existence d'un
certain nombre de microbes différents du bacille

----

(1) Les opinions de Ferran n'ont été reçues en France
qu'avec une sorte d'incrédulité. Cependant ses travaux
ont été vérifiés en partie et ont été trouvés exacts; ainsi
Auclair a pu, avec de grandes difficultés et après des cultures suffisamment longues, transformer le bacille de
Koch en un bacille saprophyte; ce bacille est devenu très
mobile; il a perdu la faculté de rester coloré par le Ziehl
après l'action de l'acide nitrique; injecté au cobaye, il finit par déterminer l'amaigrissement et la mort sans qu'on
puisse retrouver ni tubercule ni bacille de Koch. Mais si
Auclair a pu transformer le bacille de Koch en saprophyte,
il lui a été impossible de faire l'opération inverse et de
rendre la virulence à ce saprophyte. Perrein, en soumet-
tant des cobayes à une alimentation souillée par leurs excréments, a fini par rendre ces animaux tuberculeux.
Nous avons pu vérifier cette expérimentation; nos animaux ont succombé avec des lésions tuberculeuses macros-
copiques; ces lésions inoculables en séries amenaient la
mort en 8 et 15 jours sans jamais reproduire le bacille de
Koch, mais seulement le bacillum coli, le streptocoque et
un bacille indéterminé (*Art médical*, août 1906).

de Koch et capables cependant de développer les lésions et les symptômes de la tuberculose.

Il nous a été donné, dans des pays où règne l'alcoolisme, d'observer des tuberculoses familiales en l'absence de toute tare héréditaire, mais chez des enfants d'alcooliques.

Le même fait ne résulte-t-il pas du développement de la tuberculose chez les soldats en campagne par les fatigues et l'hygiène défectueuse imposées aux troupes, ainsi que Kelsch dit l'avoir observé souvent (Leray, *Genèse de la tuberculose*, p. 15).

Nous n'avons pas la prétention de traiter incidemment une question aussi grosse que celle de la spontanéité de la tuberculose ; notre seul but, dans les lignes qui précèdent, est de montrer que l'orientation des esprits s'éloigne de plus en plus des doctrines contagionnistes.

Nous pouvons maintenant conclure, en nous appuyant sur la clinique et sur le laboratoire, que la tuberculose est une maladie transmissible de l'homme ou de l'animal malade à l'homme sain dans des cas bien déterminés et représentés par un nombre infime ; que la multiplication de la tuberculose doit être imputée à l'hérédité pour la plus grande partie des cas.

TROISIÈME PARTIE

PROPHYLAXIE DE LA TUBERCULOSE.

La prophylaxie, avons-nous dit, découle de l'é-
tiologie ; il était donc logique d'écrire les chapitres précédents sur les modes de transmission de
la tuberculose avant d'essayer la coordination des
moyens que l'hygiène publique et privée met à
notre disposition pour combattre la tuberculose.

C'est en s'appuyant sur l'étiologie erronée de
la transmission de la tuberculose par les poussières desséchées et le lait des bovidés qu'en France
on a institué la prophylaxie sur l'isolement et la
désinfection, prophylaxie stérile et qui n'a pas
empêché l'accroissement continu de la tuberculose dans notre pays. Nous avons donc dû, dans
les pages précédentes, préciser dans quels cas la
tuberculose était transmissible de l'homme malade ou de l'animal malade à l'homme sain ; en
d'autres termes, dans quels cas elle était véritablement contagieuse. Puis, à côté de ces faits tout

à fait exceptionnels, nous avons montré la tuberculose due dans l'immense majorité des cas à l'hérédité et peut-être à la spontanéité. Cette étude nous permettra de réserver pour la première catégorie de faits les moyens prophylactiques qui visent le bacille lui-même ; quant à la seconde catégorie, celle qui comprend presque tous les cas de tuberculose, nous verrons que la véritable prophylaxie consiste à conserver indéfiniment à l'état latent le microbe de Koch que l'on rencontre dans l'organisme humain dans la proportion de 96 0/0.

CHAPITRE PREMIER

Prophylaxie de la tuberculose dans les
cas ou la transmission se fait de l'homme ou
de l'animal malade a l'homme sain.

Ce chapitre sera très court ; inutile de parler
de la transmission volontaire ; quant à la transmission par blessure ou piqûre anatomique, elle
réclame l'application immédiate d'un lavage et
des pansements antiseptiques.

La transmission due à la pratique de la circoncision rituelle sera certainement évitée par une
surveillance médicale bien faite des rabbins qui
remplissent cette fonction. On évitera la contagion par la salive des tuberculeux, en réformant
la coutume malpropre qu'ont les nourrices de
mettre dans leur bouche la nourriture des petits
enfants.

Quant à la contagion par le lait, nous croyons
avoir établi dans les pages précédentes la
nullité absolue de ce moyen de transmission de
la tuberculose.

CHAPITRE II

La tuberculose, comme toutes les maladies microbiennes, présente, dans sa pathogénie, trois éléments : la prédisposition de l'organisme à contracter la tuberculose, ce qu'on appelle aujourd'hui le terrain : le microbe ; et enfin les circonstances adjuvantes qui favorisent son développement.

A. — Prédisposition définie.

La prédisposition de l'organisme à contracter une maladie définie est, à proprement parler, cette maladie en puissance que les anciens appelaient la cause prochaine ; cette cause prochaine, qui a fait verser des flots d'encre et donner lieu à d'interminables discussions, devient, aux clartés de la méthode expérimentale, la simple expression d'un fait résumé dans cette loi : « chaque animal pâtit suivant son espèce et, dans chaque espèce, chaque individu pâtit suivant sa nature » ; loi aujourd'hui démontrée à la fois par le laboratoire et la clinique.

La prédisposition est donc nécessaire au développement de la maladie ; sans cette prédisposition, l'organisme reste un mauvais bouillon de culture et le microbe périt ou reste à l'état latent.

L'absence de prédisposition constitue l'immunité ; celle-ci est naturelle ou acquise et des circonstances que nous étudierons en détail, à propos de la prophylaxie, ont une action considérable sur la conservation ou sur la perte de l'immunité.

Le moyen le plus certain de communiquer l'immunité active est la vaccination et, toutes les fois que nous posséderons un vaccin immunisant, nous aurons entre les mains une prophylaxie parfaite et nous pourrons empêcher le développement de la maladie. Ainsi la vaccination jennérienne peut absolument, au moins pour un temps, empêcher le développement de la variole ; possédons-nous quelque chose d'analogue pour la tuberculose ? L'essai de vaccination des bovidés par la tuberculose humaine dans les expériences de Melun semble promettre un vaccin pour l'espèce bovine. Mais qui osera, retournant le problème, proposer la vaccination des petits enfants avec de la tuberculose bovine ; et que sont devenues les promesses de vaccination humaine à l'aide du lait de bovidés vaccinés contre la tuberculose ?

Nous sommes donc obligé de l'avouer : aujourd'hui, il n'existe pas de vaccin antituberculeux applicable à l'espèce humaine ; et la prophylaxie reste donc toute entière à établir.

B. — Microbes.

Nous savons, par des statistiques souvent répétées, que le microbe de la tuberculose existe à l'état latent chez presque tous les hommes (96 0/0), et l'expérience nous enseigne que, sur ces 96 0/0 de tuberculeux en puissance, le plus grand nombre atteint la vieillesse la plus avancée sans avoir jamais présenté une affection tuberculeuse quelconque. La même expérience clinique démontre que, sous l'influence de circonstances étiologiques, aujourd'hui bien connues, cette tuberculose latente entre en activité et évolue sous la forme d'une des nombreuses affections tuberculeuses. En sorte que toute la prophylaxie est contenue dans l'étude de ces causes adjuvantes et c'est ce qui va former l'objet de notre troisième paragraphe.

C. — Circontances adjuvantes.

Parmi toutes les circonstances adjuvantes qui jouissent de la fâcheuse propriété de faire passer le microbe de la tuberculose de l'état latent à

l'état pathogène, il en existe deux dont l'influence nocive est si considérable qu'on peut, à bon
droit, les considérer comme le facteur habituel
de la tuberculose, et que la lutte contre ces deux
agents constitue presque toute l'histoire de la
prophylaxie. Ces deux agents sont l'absence de
lumière et l'alcoolisme, et c'est par eux que nous
allons commencer l'exposition des moyens hygiéniques à employer contre le développement de la
tuberculose.

1° *Absence de lumière.*

On confond habituellement les bienfaits de
l'aération avec ceux de l'insolation parce qu'ils
sont souvent réunis ; mais, dans la lutte contre la
tuberculose, c'est la lumière qui tient le rang
principal, comme le démontrent et l'expérimentation et l'observation.

L'expérimentation a démontré que la lumière
stérilisait assez vite un crachat tuberculeux.

Mais cette action favorable de la lumière dans
la lutte contre la tuberculose a été surtout démontrée par les si intéressantes recherches de M. Paul
Juillerat, dont nous voulons maintenant donner
une analyse.

La lumière est certainement la condition hygiénique qui a le plus d'influence sur le développement de la tuberculose. Elle en a certainement
beaucoup plus que l'aération elle-même.

Cette influence de la lumière est démontrée par les travaux de bactériologie et par les résultats des enquêtes faites sur les habitations insalubres.

Dans une suite d'expériences que nous avons communiquées à la Société de Biologie, dans la séance du 27 octobre 1903, nous avons établi que l'exposition pendant 48 heures à la lumière, même diffuse, était suffisante pour stériliser un crachat.

Il résulte des recherches de M. Marié-Davy, que la mortalité tuberculeuse est proportionnelle au nombre des portes et fenêtres et les statistiques de MM. Bonnier et Juillerat, auteur du casier sanitaire des maisons de Paris, établissent que la tuberculose diminue à mesure que les étages s'élèvent, excepté cependant pour les chambres de domestiques, où la mortalité est plus grande. De ces travaux, il résulte encore que les réservoirs d'air et surtout de lumière n'ont d'action favorable que quand ils inondent pour ainsi dire les constructions ; ainsi, par exemple, la ligne des boulevards Saint-Michel, Sébastopol et Strasbourg, inondée de soleil, a une mortalité tuberculeuse de 1,34 0/00, tandis que la ligne parallèle rues Saint-Jacques, des Petit-Pont et Saint-Martin, étroite et privée de lumière, mais traversant cependant le même réservoir d'air, présente une mortalité de 5,54 0/00 (Juillerat : *Le casier sanitaire des maisons*, p. 57).

La démonstration nous semble saisissante ; cette mortalité par la tuberculose, qui, dans les quartiers ensoleillés, se chiffre par 1,34 0/00, tandis que dans les rues étroites, elle s'élève au chiffre de 5,54 0/00 ; et cette diminution de la tuberculose, à mesure qu'on franchit les étages, c'est-à-dire qu'on s'approche de la lumière, n'est-elle pas une démonstration frappante de l'action bienfaisante de cet agent. Quant à l'exception signalée pour les chambres de domestiques, elle tient principalement à l'absence de confortable de ces logements où on gèle l'hiver et où on cuit l'été. En outre, les plus nombreux domestiques, les cuisinières, les bonnes à tout faire, vivent presque toujours dans des cuisines sans lumière, avec fenêtres dans des cours étroites. Cette recherche de la lumière pour combattre la tuberculose constitue une des grandes préoccupations des Anglais. Des règlements ont établi la défense d'élever des maisons qui cachent le soleil aux autres habitations ; et c'est certainement là une des conditions de l'abaissement de la mortalité par tuberculose en Angleterre.

La 4e section du Congrès de 1905 a édicté sinon des règles, au moins des vœux pour que dans la construction des maisons à Paris, l'espace fût réservé de telle sorte que la lumière puisse pénétrer dans toutes les chambres.

Pour arriver à ce but, la 4e section du Congrès a émis le vœu suivant : « Que la hauteur des maisons ne puisse excéder la largeur des rues sur lesquelles elles seront construites, et que les cours destinées à éclairer des pièces habitables, aient une largeur minimum égale à la hauteur des bâtiments qu'elles desservent...

2° *Alcoolisme.*

Non seulement l'alcoolisme est une cause puissante du développement de la tuberculose chez les malades qui se livrent à ce vice, mais encore, il exerce une influence incontestable par *hérédité*, tellement qu'il est presque aussi fâcheux au point de vue de la tuberculose d'être le fils d'un alcoolique que d'être le fils d'un phtisique et cette assertion repose sur une enquête étendue dans les pays d'alcoolisme.

Dès le xviii° siècle, l'influence de l'ivrognerie était signalée comme une cause de tuberculose. Mais c'est surtout Lancereaux qui, en 1868, a présenté à l'Académie de médecine un travail reposant sur l'observation d'un grand nombre de phtisiques, dont la grande majorité étaient des alcooliques.

Depuis ce temps, des travaux sur ce point d'étiologie se sont multipliés tant en France que dans les pays étrangers et tous ces travaux s'accordent pour démontrer l'influence considérable de l'alcoolisme sur la tuberculose.

La preuve de l'action de l'alcoolisme sur la tuberculose résulte d'une manière incontestable de statistiques qui établissent une sorte d'équation entre la consommation de l'alcool et le nombre des phtisiques. Si l'on veut conserver à ces statistiques toute leur valeur, il faut les examiner dans leur ensemble sans tenir compte de quelques exceptions locales. Ainsi, les pays comme la Bretagne, la Normandie, l'Ile de France, le Lyonnais, fournissent le plus grand nombre de tuberculeux, et, en même temps, représentent la plus grande consommation d'alcool par tête. Maintenant qu'importe que dans l'Hérault, par exemple, cette proportion n'existe pas, que le nombre des tuberculeux y soit très considérable, tandis que la consommation de l'alcool n'y atteint qu'un chiffre très minime. N'est-ce pas encore un argument que celui mis en avant par M. de La Varenne : la fréquence de la tuberculose chez la femme était autrefois d'un tiers plus élevée que chez l'homme ; et, depuis l'alcoolisme, cette proportion a disparu. Et cette race bretonne, si robuste, si endurante, habituée aux privations et aux misères de toutes sortes, et qui, depuis 60 ans, c'est-à-dire depuis l'alcoolisme, a vu quadrupler le nombre de ses phtisiques, qu'il ne faut attribuer, comme quelques-uns l'ont insinué, ni à la pauvreté, ni au lit clos, quoique nous ne puissions approuver l'hygiène de ce genre de couchage. Nous trouvons dans la thèse inaugurale de M. Renault (1899), des chiffres qui établissent, d'une manière incontestable, l'influence

désastreuse de l'alcoolisme sur le développement
de la tuberculose en Bretagne. Ainsi, dans la sta-
.tistique de Boudin, de 1837 à 1849, qui contient
les résultats des conseils de revision, le Morbihan a 51 réformés pour 100.000 examinés, le Finistère, 60,8 pour 100.000. Avec ces chiffres, le
Morbihan est classé avec le numéro *un* pour tous
les départements de France et le Finistère le numéro *trois*. Dans la statistique de Chervin en
1880, le Morbihan est passé au neuvième rang et
le Finistère au quarante-troisième. En résumé,
aujourd'hui, le Morbihan et le Finistère ont le
triste privilège de présenter au conseil de révi-
sion la plus grande proportion de conscrits tuberculeux de toute la France.

Des esprits amants du paradoxe, comme il y
en a toujours en médecine, ont soutenu que l'alcool n'était point si pernicieux aux phtisiques ;que
l'absinthe, en particulier, déterminait des formes
scléreuses qui duraient fort longtemps et présen-
taient quelques chances de guérison. En accep-
tant comme démontré que les buveurs d'absinthe
meurent toujours plus tardivement de phtisie lente, ils n'en sont pas moins phtisiques et le simple
bon sens ne peut exonérer l'absinthe dans l'étiologie alcoolique de la tuberculose.

Et où est le remède ? Le remède à l'alcoolisme !
Qui ne l'a cherché ? Qui ne s'est fait l'illusion de
l'avoir trouvé ? Et cependant, depuis plus d'un
demi-siècle et dans toutes les nations civilisées

qu'on étudie cette importante question hygiénique, on a fait encore bien peu de progrès. La
cause de cet insuccès presque absolu réside dans
la nature même des choses. Aujourd'hui où on
méprise les sciences philosophiques, on les ignore, on va devant soi sans savoir ce que l'on fait et
avant de partir en guerre contre l'alcoolisme, on
ne réfléchit pas que l'alcoolisme est un *vice* et que
les vices peuvent se réglementer par des lois, mais
ne peuvent être détruits que par la loi morale. Je
sais d'avance que la plupart des hygiénistes ne
comprendront pas le mode par lequel nous voulons combattre l'alcoolisme. Mais ils peuvent con-
tinuer lois et réglementations, ils n'arriveront à
rien ; les bouilleurs de cru et les mastroquets
triompheront et des enseignements des conféren-
ciers et des encouragements des sociétés de tem-
pérance et de ces mille moyens employés inutile-
ment pour arracher l'homme au vice ignoble de
l'ivrognerie. Tant que chaque homme ne sera pas
persuadé qu'en s'abandonnant à l'usage des li-
queurs fermentées, il commet un acte mauvais,
rien ne l'arrêtera dans cette voie funeste, pas plus
la ruine de sa santé que le désastre de sa famille.

Nous savons, par expérience, combien les considérations morales et même religieuses ont eu
jusqu'à ce jour une bien faible action sur le vice
de l'ivrognerie ; nous ne nous faisons aucune illusion sur la puissance de ces moyens au moins
tels qu'ils ont été employés jusqu'à ce jour. Nous

14

pensons que l'action incessante destinée à créer dans les classes dirigeantes et instruites une opinion bien nette, bien arrêtée sur les dangers de l'alcoolisme, finirait par créer dans les classes inférieures un courant analogue, surtout si les classes dirigeantes avaient le courage de joindre franchement l'exemple au précepte, et de prêcher par leurs habitudes tous les avantages qui naissent de l'abstinence des alcools.

Ceci dit, nous allons examiner les différentes réglementations employées tant en France que dans les autres pays pour lutter contre l'alcoolisme.

Nous ferons une remarque préliminaire : c'est que dans certaines ligues antialcooliques, on s'est montré trop absolu. On a prohibé non seulement toutes les formes d'alcool, mais encore le vin, le cidre et la bière, ces boissons qui sont à l'usage de tous les peuples. C'est là une exagération et une erreur. C'est d'abord une erreur, car s'il est vrai qu'on peut abuser de ces trois boissons, et en particulier du vin et que dans ce cas-là on arrive à déterminer des affections toutes particulières, il est certain que l'usage modéré de ces boissons ne peut produire aucune des terribles manifestations de l'alcoolisme chronique. Et sans nous attarder à des discussions de détails interminables, nous donnerons pour argument de notre opinion ce grand fait que la tuberculose a commencé à s'accroître dans un pays précisément au moment où l'usage des alcools est devenu universel. Au point de vue tout spécial de la tuberculose où je me suis placé, je n'ai pas à m'occuper d'autres questions. Que l'eau pure soit une boisson hygiénique par excellence, que le café et le thé remontent les forces du travailleur mieux que le vin, je ne le discute pas. Ce que je maintiens, c'est l'action désastreuse des alcools sur la production de la tuberculose. N'est-ce pas, d'ailleurs, une exagération de vouloir abattre nos pommiers et arracher nos vignes, dont les produits répandent la joie dans le cœur de l'homme : *Vinum bonum lætificat cor hominis.*

Essai de réglementation. — Deux essais sérieux ont été proposés et tentés. Le monopole de l'alcool et la diminution des débits de boissons. Ces règlements ont été surtout appliqués en Norvège et en Suède. Le gouvernement a racheté tous les alambics particuliers, a prohibé la fabrication de l'alcool et s'en est réservé le monopole. La vente des alcools a été autorisée dans des conditions très restrictives et seulement dans les communes où les habitants n'y ont pas fait opposition. (Heureux pays où la commune est encore libre !) Du coup, le plus grand nombre des débits ont disparu.

En France, on n'a même pas osé maintenir la suppression des bouilleurs de crû. Les marchands de vin et les aubergistes étant des électeurs tout puissants se sont multipliés. Tout s'est borné à une surtaxe assez élevée sur les alcools. En résumé, on n'a rien fait. On a proposé d'emprisonner les ivrognes trouvés sur la voie publique. Le Dr Mathieu, dans son *Traité de l'alcoolisme*, demande que le buveur habituel soit interné pendant un certain nombre de mois, puis s'il retombe, définitivement. Nous trouvons que ce sont des moyens enfantins. Où internera-t-on la population mâle et femelle de l'Ouest et du Nord de la France dont la grande majorité est victime de l'alcoolisme ?

3° *Alimentation.*

Après avoir étudié le rôle de la lumière et de l'alcool dans la genèse de la tuberculose, nous devons nous demander quel rôle joue l'alimentation dans l'étiologie de cette maladie. Ce rôle est beaucoup moins important qu'on l'a dit, et si on ne peut contester qu'une alimentation absolument insuffisante soit une condition du développement de la tuberculose chez les individus prédisposés, il ne faut pas oublier que l'alimentation insuffisante, et surtout composée de mets de digestion difficile, entraîne beaucoup plus souvent le développement de l'anémie, sous ses formes diverses et d'affections gastro-intestinales invétérées. En un mot, la mauvaise alimentation est une mauvaise condition pour les malades disposés à la tuberculose ; elle n'est pas assez puissante pour créer cette disposition, comme le fait l'alcoolisme.

Un préjugé, que je considère comme pernicieux, est celui qui consiste à conseiller comme moyen prophylactique de la tuberculose la suralimentation par la viande. D'une enquête que j'ai faite il y a déjà longtemps, il résulte que la tuberculose est surtout fréquente chez les nations dont la nourriture se compose principalement de viande ; que dans tous les pays, ce sont surtout les mangeurs de viande qui deviennent tuberculeux ; et qu'inversement, les populations végétariennes présentent un nombre relativement infime de tuberculeux. En Bretagne en particulier, avant l'envahissement par l'alcoolisme, malgré une nourriture composée surtout de blé noir, de lait caillé, de pain de seigle ou d'orge et qui ne contenait de la viande qu'aux grandes fêtes de l'année, la population suffisait à des travaux considérables et présentait un très petit nombre de tuberculeux. La tuberculose est extrêmement rare, presque inconnue, dans les ordres religieux où on s'abstient de viande, comme chez les Trappistes ou les Dominicains. Une alimentation composée surtout de végétaux, d'œufs et de lait, avec addition d'une ration très modérée de viande, constitue le régime de choix pour la prophylaxie de la tuberculose. Nous savons, du reste, que les expériences de Richet ont démontré que chez les chiens tuberculeux, l'alimentation par la viande cuite aggra-

vait beaucoup la maladie et en précipitait l'issue
fatale, tandis que les chiens également tuberculeux, nourris avec la viande crue ou même avec
des soupes maigres, du lait, survivaient longtemps à leur maladie et guérissaient quelquefois.
Ces expériences nous font comprendre la raison
des mauvais résultats obtenus chez les pré-tuber-
culeux par la suralimentation carnée.

4° Sports.

Les exercices du corps, la marche, la gymnastique, développent non seulement les forces mus-
culaires, mais elles augmentent encore les forces
digestives ; elles sont donc favorables à la digestion.

Au point de vue particulier de la phtisie, il est
certain qu'un bon fonctionnement des mouvements respiratoires est une condition très favorable pour maintenir l'état d'intégrité du poumon.
L'examen radioscopique du poumon permet de
constater, chez un plus grand nombre d'individus
qu'on le croirait, une défectuosité considérable
des mouvements respiratoires ; c'est à peine si le
diaphragme descend à chaque inspiration et les
cellules du sommet du poumon prennent une
part très minime à l'action respiratoire. Dans ces
cas, la gymnastique respiratoire, bien dirigée
pendant un certain temps chaque jour, finit par

rétablir complètement la fonction pulmonaire. Ceci nous fait comprendre un fait que nous avons signalé il y a déjà bien des années : c'est chez les militaires l'immunité relative des musiciens qui jouent d'un instrument à vent.

Terminons en conseillant d'entretenir avec le plus grand soin la fonction de la peau ; pour cela, deux choses sont nécessaires : les ablutions fréquentes et les pratiques hydrothérapiques.

CONCLUSIONS GENERALES

———

Nous avons établi dans le cours de ce travail qu'il y avait véritablement contagion de la tuberculose, c'est-à-dire communication de cette maladie de l'homme et de l'animal malade à l'homme sain, dans les circonstances suivantes :

1° *Inoculation*. — L'inoculation volontaire ou accidentelle dans l'espèce humaine peut transmettre la tuberculose, mais les faits, y compris ceux de circoncision rituelle, sont extrêmemnt rares.

2° *Inhalation*. — Cette source de contagion doit être aujourd'hui supprimée, la transmission tuberculeuse se faisant toujours par voie sanguine ou lymphatique et jamais par voie aérienne, ce qui, du reste, est conforme à tous les résultats de laboratoire en mettant de côté les expériences évidemment truquées de M. Cornet. Quant à la transmission presque toujours fatale dans les laboratoires de tuberculose pulvérisée dans l'eau, elle ne s'applique pas à la vie de l'homme en société et s'explique, du reste par-

faitement par les déglutitions des gouttelettes tenant en suspension le bacille virulent et, par conséquent, rentre dans le mode suivant :

3° *Ingestion*. — Voici aujourd'hui la platefor-
me de la discussion ; dans les laboratoires, la
transmission du bacille tuberculeux par ingestion
est extrêmement facile, et les règles qui la gèrent
sont aujourd'hui très connues. Ces règles de la
transmission par ingestion s'appliquent absolument à l'espèce humaine, seulement chez l'animal, le produit tuberculeux est ingéré directement ; dans quelle inconstance est-il ingéré chez
l'homme ?

Il est ingéré certainement chez les enfants dont
les nourrices mettent la nourriture dans leur bouche avant de la leur administrer. Le bacille de la
tuberculose peut encore être ingéré dans certains
baisers lascifs. Mais il est enfantin de croire qu'u-
ne mère qui embrasse son enfant soit capable de
lui transmettre la tuberculose. Il faut ignorer que
pour transmettre la tuberculose, même par inoculation, il faut un nombre considérable de bacilles. Ainsi donc, la tuberculose chez l'homme serait transmissible par ingestion dans des cas déterminés et fort limités.

Mais l'école contagioniste soutient que la tuberculose se communique encore par l'ingestion
du lait de bovidés et de matières tuberculeuses
desséchées. Nous avons démontré et nous n'y re-

viendrons pas, que le bacille tuberculeux humain n'était pas pathogène pour l'espèce bovine, que le réciproque avait déjà des faits, nombreux en sa faveur, mais que malheureusement, la démonstration expérimentale nous était interdite.

La clinique ne contient pas un fait, une observation démontrant le passage certain du bacille tuberculeux des bovidés aux nourrissons. Bien plus, le lait des grandes villes n'est même pas inoculable aux cobayes (1).

Reste la question de déglutition des poussières tuberculeuses desséchées.

Si mal tenu que soit un intérieur, nous ne supposons pas que les petits enfants s'amusent à lécher les mouchoirs où expectorent leurs parents phtisiques, pas plus que le sol de leur chambre ; alors, reste comme pouvant produire la contagion, la dessiccation et la pulvérisation des expectorations jetées sur le plancher, mécanisme qui a

---

(1) Dans tous les Congrès de langue française sur la tuberculose, tenus de 1888 à 1905, on rencontre presque à chaque page des comptes-rendus, l'opinion, émise comme incontestable, que le lait des bovidés est la cause la plus puissante de la contagion de la tuberculose ; et, par contre, *une seule observation* de cette contagion, le fait de Legroux, fait absolument sans valeur.

Si j'ajoute que, depuis les travaux de Calmette, il est démontré que, chez les *jeunes* animaux le bacille de Koch, administré par ingestion, se *localise toujours* dans les ganglions mésentériques et que la clinique a établi que la tuberculose mésentérique est plutôt rare chez les enfants, qu'est-ce qu'il restera de la preuve de contagion par le lait des bovidés ?

contre lui deux conditions : 1° l'extrême difficulté
qu'on éprouve pour pulvériser, même dans un
mortier d'agate, un crachat desséché ; 2° la sté-
rilisation du crachat après 48 heures de son exposition à la lumière même diffuse. Il ressort donc
de ce que nous venons de dire, que si la contagion
est possible chez l'homme par l'ingestion, elle se
chiffre par un nombre extrêmement petit.

Comme nous l'avons dit, la tuberculose est héréditaire par la graine, comme la syphilis et comme la lèpre. C'est une maladie familiale dont elle
a tous les caractères. D'après les statistiques, le
bacille tuberculeux existe à l'état latent 96 fois 0/0
dans l'espèce humaine ; il devient pathogène sous
l'influence de causes occasionnelles, ce qui explique et le grand nombre de tuberculeux et leur
mode de propagation dans les familles et aussi la
prophylaxie qui peut combattre efficacement ce
terrible fléau.

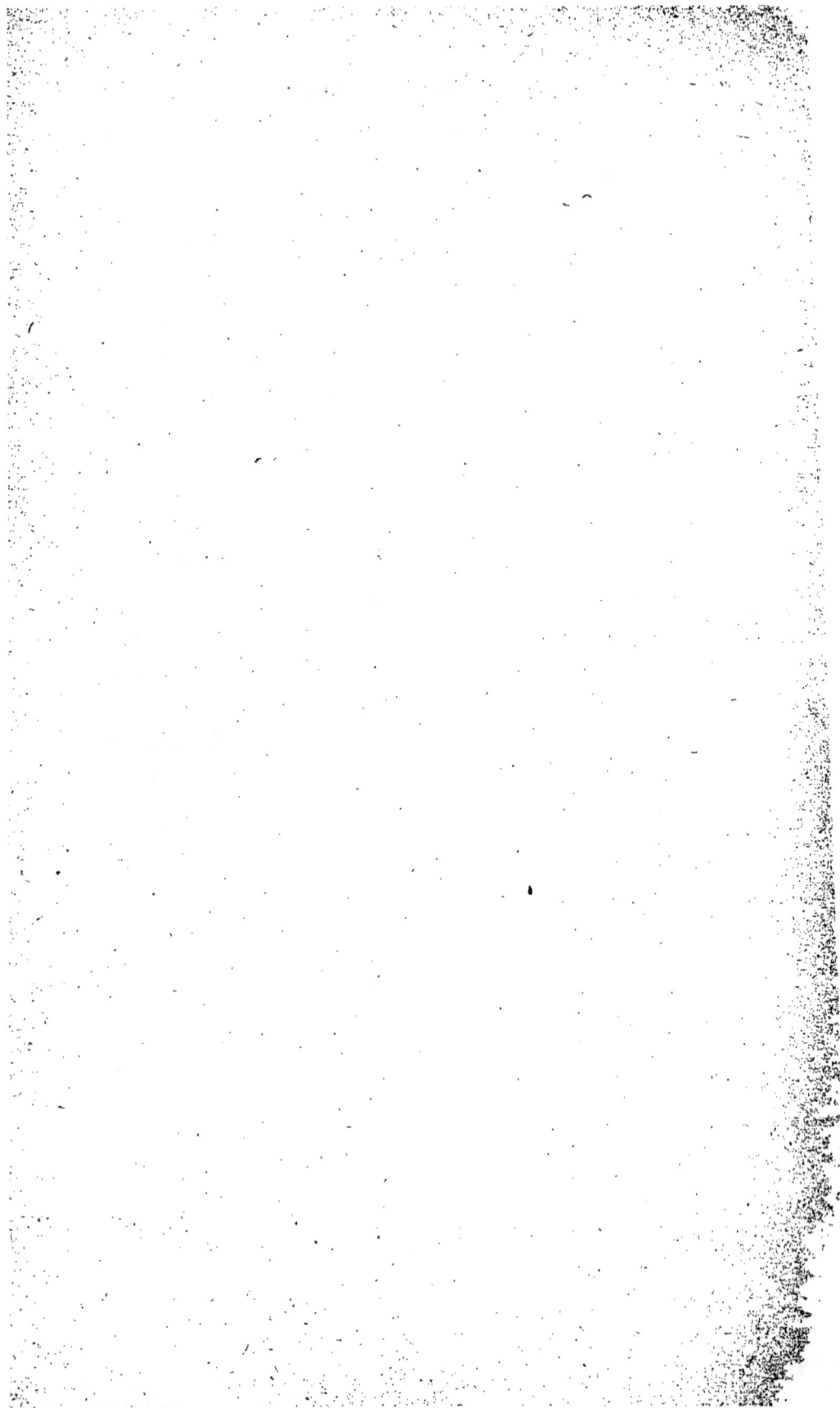

Un acte d'intolérance au Congrès de la tuberculose de 1905.

———

Nous désirons, comme post-scriptum à ce livre, signaler un acte d'intolérance dont nous avons eu à souffrir de la part du secrétaire général du Congrès. Voici les faits :

En juillet 1905, je me suis inscrit comme membre du Congrès et j'ai déclaré que j'avais deux communications à faire, l'une sur la *prophylaxie de la tuberculose*, l'autre sur le *traitement de la tuberculose par des injections de cultures pures stérilisées par le vieillissement*.

Arrivé à Paris, la veille du Congrès, je m'aperçois que mes communications ne sont indiquées dans aucune section. Je réclame auprès du secrétaire général ; « Sans doute, répondit-il, c'est que vous vous êtes inscrit trop tard.» Sur mon observation, il constate que je suis inscrit des premiers et me déclare qu'il en fait son affaire.

Le lendemain, j'étais inscrit à la première section, mais soit légèreté, soit tout autre motif, mes deux questions étaient réunies en un seul numéro, en sorte qu'il m'était impossible de faire une communication. Je fis remarquer cette difficulté à notre président, le professeur Bouchard, dont je dois reconnaître toute la bienveillance. Aussitôt, il fit le nécessaire et je pus communiquer mon travail sur les vieilles cultures au sous-comité de la thérapeutique et le travail sur la prophylaxie, à la 1ʳᵉ section.

Les volumes du Congrès paraissent et, à ma grande surprise, je constate qu'on a supprimé ma communication sur la prophylaxie de la tuberculose, communication qui seule, représentait la minorité au sein du Congrès.

L'article IV du règlement me donnait le droit d'intenter une action judiciaire à M. le secrétaire général ; mais ce mode de procédure ne convient point à mon caractère ; aussi, j'ai préféré exposer simplement les faits à mes confrères, et les rendre juges d'un procédé qui permet à un secrétaire général de supprimer une communication qui n'a pas l'heur de lui plaire.

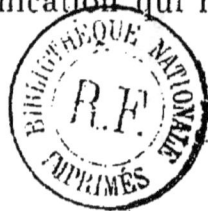

TABLE DES MATIÈRES

PARIS. — LIBRAIRIE J.-B. BAILLIÈRE ET FILS,

Paris. — Typ. A. DAVY, 52, rue Madame. — *Téléphone*.

www.ingramcontent.com/pod-product-compliance
Lightning Source LLC
Chambersburg PA
CBHW050101210326
41519CB00015BA/3784